JULIA BIERENFELD

Die richtige Ernährung bei Multipler Sklerose

Entzündungshemmend essen mit gesunden Fetten und Antioxidantien

Mit 60 einfachen Rezepten für deinen Alltag

ge

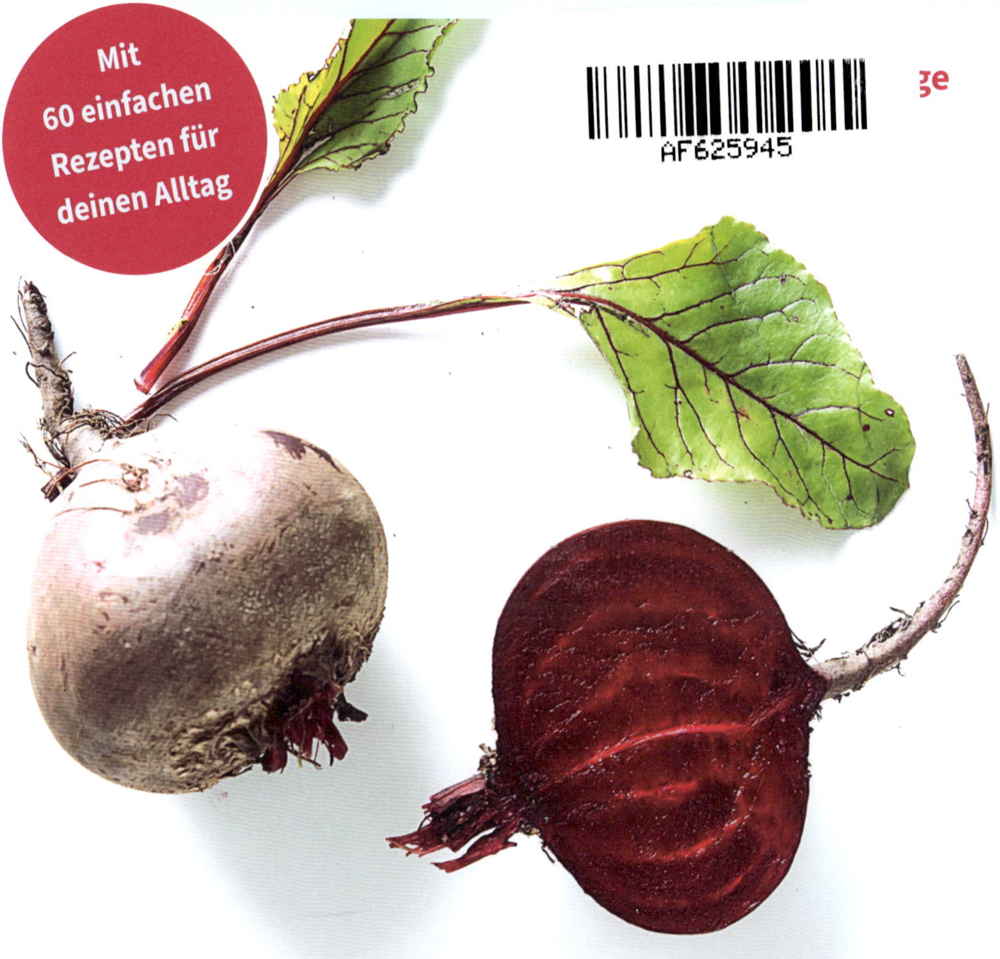

humboldt

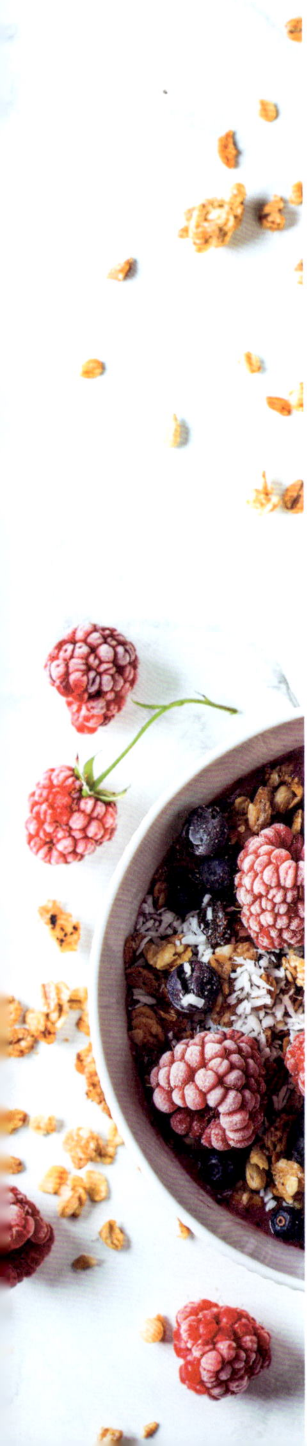

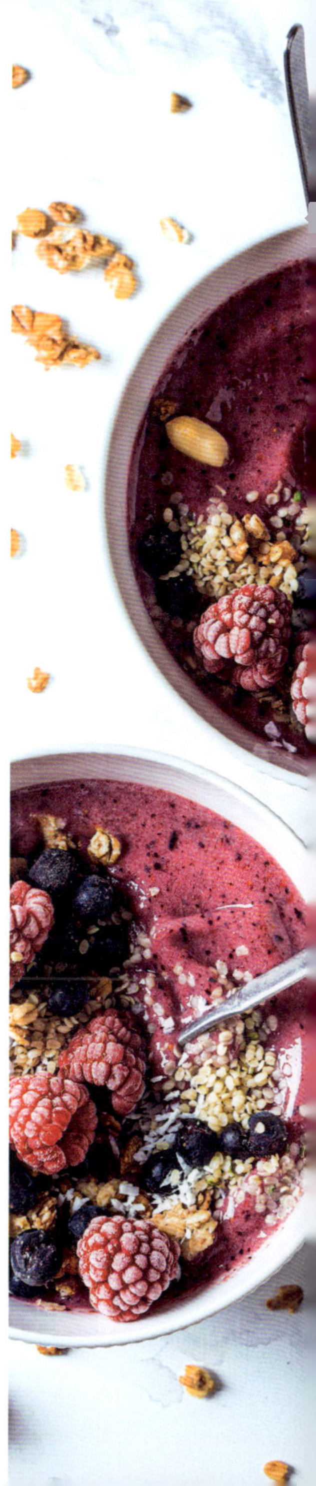

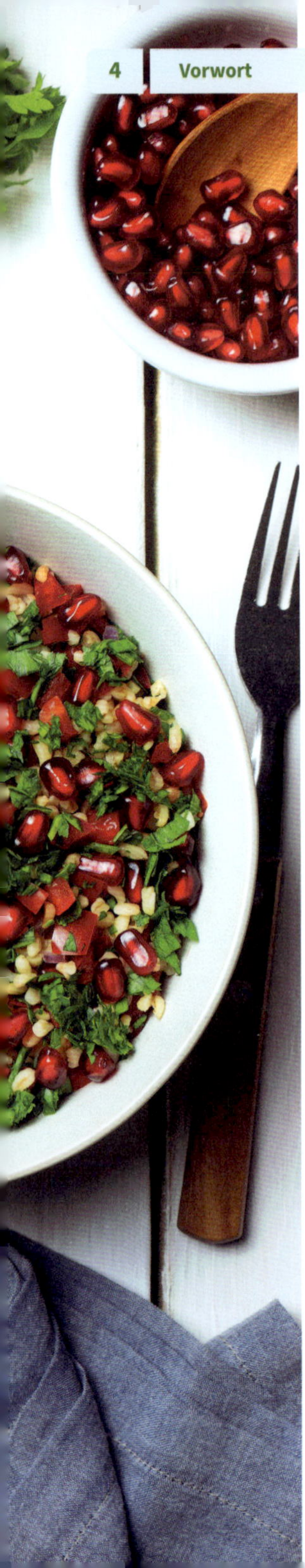

VORWORT

Liebe Leserinnen und Leser,

noch ein Ernährungsratgeber – möchte man sagen. Eben nicht, denn dieses Buch von Julia Bierenfeld möchte viel grundsätzlicher einen Beitrag zu mehr Lebensqualität im Bewältigen der chronischen Erkrankung Multiple Sklerose leisten.

Im Gegensatz zu unseren Vorfahren belasten uns heute Umweltfaktoren wie Gifte, Lärm, soziale und berufliche Probleme, Geldsorgen, Informationsflut und Nahrungsmittelüberfluss. Die Summe dieser mächtigen Stressfaktoren führt zu negativen Auswirkungen auf unsere Gesundheit und zu einer ansteigenden Zahl von chronischen Erkrankungen.

Multiple Sklerose ist eine von ihnen. MS ist eine entzündliche Erkrankung des Zentralen Nervensystems, die das Gehirn und das Rückenmark umfasst und meist im frühen Erwachsenenalter beginnt. Der Verlauf, das Beschwerdebild und der Therapieerfolg variierten von Mensch zu Mensch. Vermutet wird, dass bereits eine Neigung zu erkranken im Körper angelegt ist und Umweltfaktoren, Infektionen im Kindesalter, aber auch andere Aspekte, wie eine unzureichende Vitamin-D-Versorgung und falsche Ernährung, das Abwehr- bzw. Immunsystem des Körpers zunehmend belasten, Entzündungsprozesse in Gang setzen und den Krankheitsverlauf negativ beeinflussen.

Hier setzt Julia Bierenfeld mit ihrem Buch an. Sie weiß aus eigenem Erleben, dass sich eine chronische Erkrankung wie MS besser bewältigen lässt, wenn man mit einer positiven Lebenseinstellung, gezielter Bewegung, Stressbewältigung und der richtigen Ernährung seinem Körper aktiv hilft.

Die richtige Ernährung verbessert die körperliche Leistungsfähigkeit, die seelische Stimmung und reguliert die Stoffwechselprozesse im Körper.

Doch Essen ist emotional und unser Gehirn möchte nicht auf Liebgewonnenes verzichten. Durch aktuelle und vielseitige Informationen über die Wirkmechanismen in uns motiviert Julia Bierenfeld uns, Verhaltensänderungen auszuprobieren, Gefallen daran zu finden und Erfolge zu genießen.

Dabei spielen die Umsetzungstipps im Alltag eine große Rolle und machen diesen Ratgeber so besonders. Mit einer Erkrankung selbstbestimmt zu leben bedeutet auch, sie in den Alltag zu integrieren und sich Verbündete zu suchen. Familienmitglieder, enge Freunde, Kollegen und die Ärztin/der Arzt des Vertrauens spielen dabei eine große Rolle.

Und es sind oft die diejenigen, die selber mit einer Erkrankung wie MS leben, die anderen Mut machen und sie im Alltag unterstützen. Julia Bierenfeld ist eine von ihnen, denn sie engagiert sich neben ihrem Beruf als Ernährungsberaterin und Autorin auch ehrenamtlich in der Selbsthilfe unter dem Dach der DMSG.

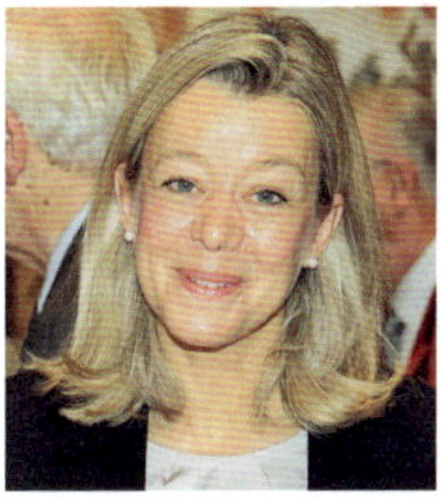

Ich wünsche allen Leserinnen und Lesern neue Erkenntnisse beim Lesen, Freude beim Ausprobieren und Zuversicht und Mut bei der Suche nach dem eigenen richtigen Lebensstil mit MS.

Dagmar Spill

Vorsitzende Deutsche Multiple Sklerose Gesellschaft
Landesverband Hessen e.V.

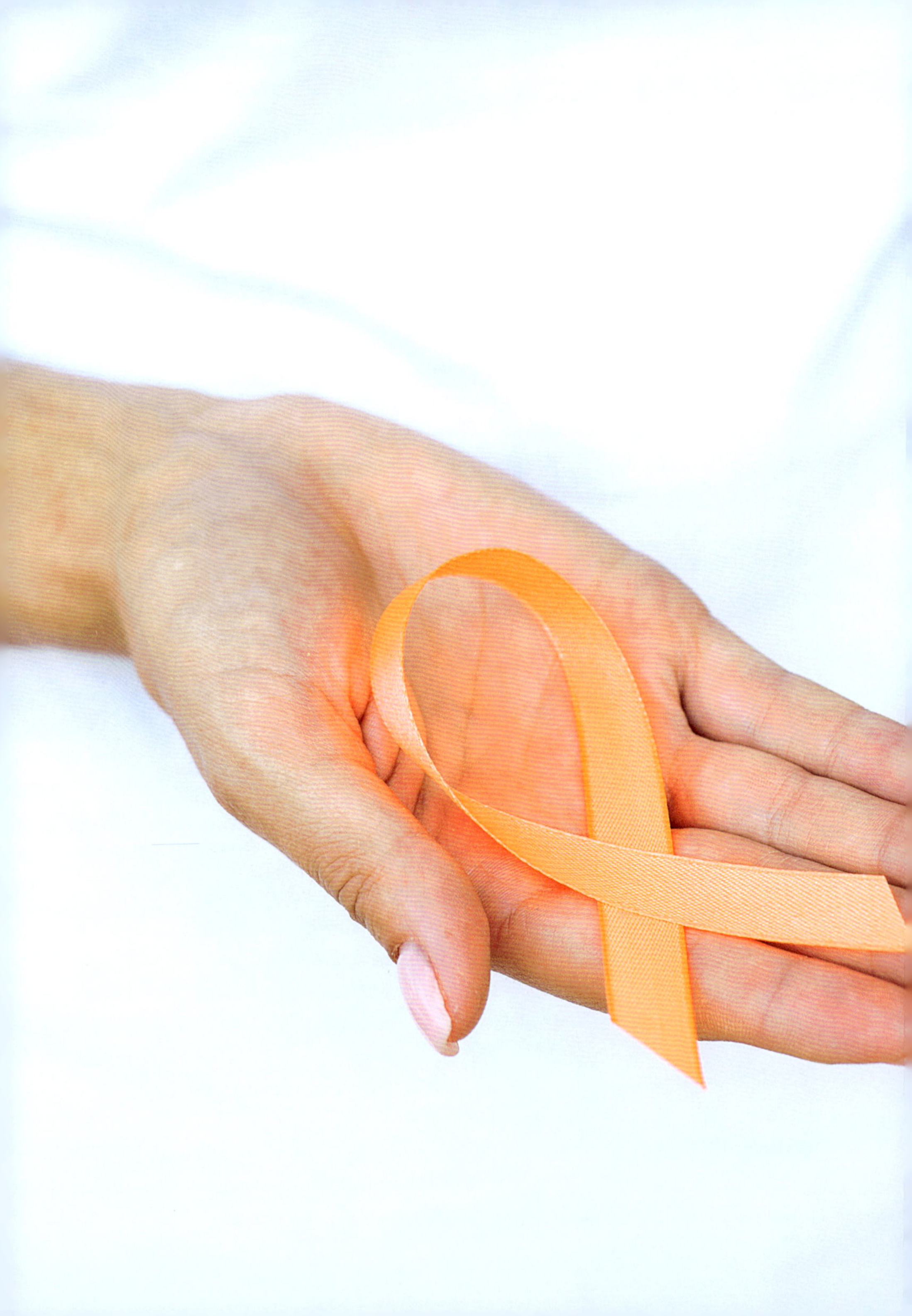

MULTIPLE SKLEROSE: WICHTIG ZU WISSEN

Was man unter Multipler Sklerose versteht und wie häufig sie diagnostiziert wird, erfährst du in diesem Kapitel. Außerdem bekommst du einen Überblick über die häufigsten MS-Symptome und liest, wie Neuroinflammationen, Multiple Sklerose und oxidativer Stress zusammenhängen. Informationen zu Übergewicht und Ansätze in der Ernährungstherapie runden mitsamt Tipps zur Gewichtsreduktion das Kapitel ab.

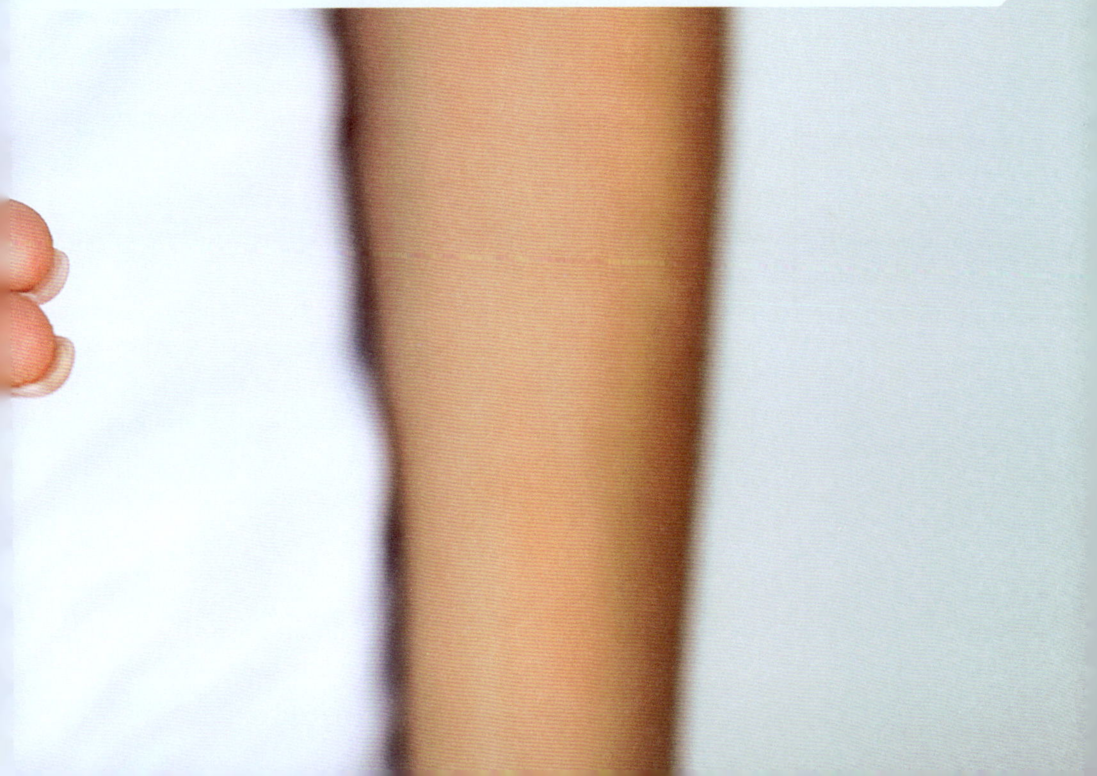

Was ist Multiple Sklerose?

Multiple Sklerose (MS) ist die am häufigsten vorkommende chronisch-entzündliche Erkrankung des zentralen Nervensystems (ZNS). MS ist eine Autoimmunerkrankung, bei der das Immunsystem fehlgeleitet ist und körpereigene Strukturen attackiert und beschädigt.

Unser Gehirn funktioniert wie ein fein abgestimmtes Schaltwerk, das Signale über das Rückenmark in die verschiedenen Körperregionen sendet, wo sie empfangen werden. Damit dies reibungslos funktionieren kann, benötigen wir die Nervenfasern, die ähnlich wie bei einem Kabel mit einer Schutzschicht umhüllt sind, der sogenannten Myelinscheide. Wird nun diese Hülle von unserem Immunsystem angegriffen, können wir uns das wie bei einem Kabelbrand vorstellen. Es entstehen an einer oder mehreren (multiplen) Stellen entzündliche sogenannte Entmarkungsherde. Über diese können Signale nicht mehr ordnungsgemäß durch die Nervenfasern geleitet werden, und es können beispielsweise Missempfindungen, Sensibilitäts- oder Sehstörungen auftreten.

Multiple Sklerose ist eine chronisch-entzündliche Erkrankung des zentralen Nervensystems.

Nach dieser entzündlichen Reaktion, die als Schub bezeichnet wird, können sich die Nervenfasern entweder regenerieren und die normale Funktion kann wiederhergestellt werden oder das entzündete Gewebe vernarbt. Im Fachjargon sagt man dazu, es sklerosiert, daher der Name Multiple Sklerose.

Weltweit leben ca. 2,8 Millionen Menschen und in Deutschland ca. 252.000 mit Multipler Sklerose. Jährlich erhalten in Deutschland mehr als 15.000 Personen eine MS-Diagnose, wobei Frauen mehr als doppelt so häufig erkranken wie Männer. Die Erkrankung wird häufig zwischen dem 20. und 40. Lebensjahr festgestellt, weniger häufig kommt eine Diagnose im Kindes- und Jugendalter vor.

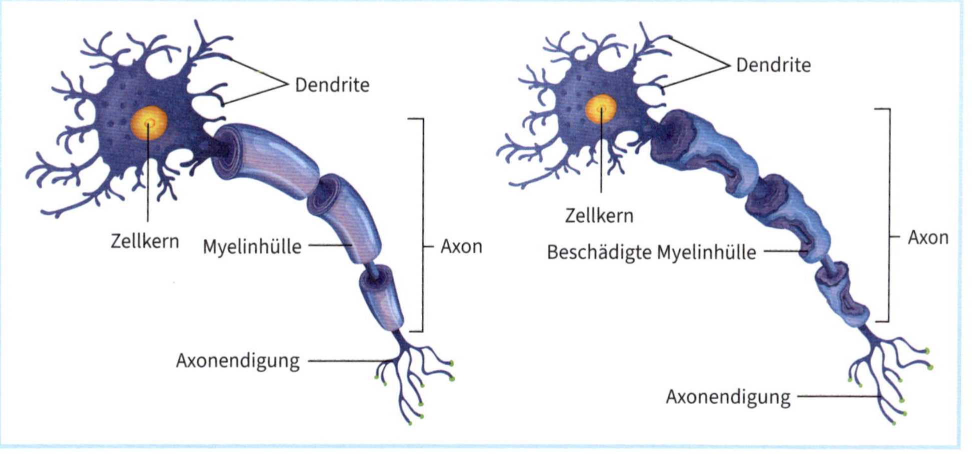

Links ein gesunder Nerv, rechts ein durch MS geschädigter

Die Diagnose Multiple Sklerose wird heute auf Grundlage von Symptomatiken und verschiedener Tests gestellt, da die ersten Symptome auch anderen Krankheitsbildern entsprechen können. Für einen gesicherten Befund ist es daher besonders wichtig, verschiedene Aspekte miteinzubeziehen und Erkrankungen mit ähnlichen Symptomen auszuschließen. Folgende Untersuchungen werden zur Diagnosesicherung miteinbezogen:

- neurologische, körperliche Untersuchung
- Nervenleitfähigkeit und Geschwindigkeit (sogenannte evozierte Potentiale)
- Lumbalpunktion (Entnahme von Nervenwasser aus dem Rückenmark)
- Magnetresonanztomografie (MRT) von Gehirn und Rückenmark)[1]

Trotz intensiver Forschungen zur Entstehung von Multipler Sklerose ist die Ursache bislang noch unklar. Vermutlich gibt es keinen einzelnen Auslöser, sondern vieles spricht für eine Kombination aus mehreren Bedingungen, die zusammentreffen müssen, beispielsweise Umweltfaktoren (klimatische Einflüsse und unser Lebensstil), Ernährungsgewohnheiten oder erbliche Komponenten. Auch Störungen im Immunsystem und andere Faktoren wie Virusinfektionen (Epstein-Barr-Virus), ein niedriger Vitamin-D-Spiegel oder hohe psychische Belastungen sind Trigger für Autoimmunerkrankungen.

Nach den Ursachen der Entstehung von MS wird weiter intensiv geforscht.

Forscher aus aller Welt versuchen das Entstehungsrätsel der Multiplen Sklerose zu lösen und analysieren dafür die komplizierten Vorgänge des Immunsystems und die Reaktionen auf das Nervensystem. Multiple Sklerose ist nach dem heutigen Stand der Wissenschaft nicht heilbar. Die gute Nachricht jedoch: Mittlerweile gibt es einige Therapiemöglichkeiten, die das Voranschreiten der Krankheit verlangsamen können.

Neben den vorhandenen medikamentösen Therapien können wir selbst einen maßgeblichen Beitrag für unsere Gesundheit leisten, sei es durch eine entzündungshemmende Ernährung, regelmäßiges sportliches Training oder mehr Bewegung im Alltag. Auch Stressmanagement durch verschiedene Entspannungsmethoden oder Meditation und ein insgesamt entzündungshemmender Lebensstil unterstützen unser körperliches und mentales Wohlbefinden.

Die häufigsten MS-Symptome

Multiple Sklerose wird auch die Krankheit der tausend Gesichter genannt. Die Symptome sind vielfältig, dauern unterschiedlich lange an, sind stärker oder schwächer ausgeprägt, und jeder Mensch erlebt sie auf andere Weise. Kein Verlauf gleicht dem anderen, daher kann die Liste bei dir länger oder kürzer ausfallen. Zu den häufigsten MS-bedingten Symptomen gehören:

- Muskelschwäche oder Lähmungen
- Minderung der Sehschärfe (Sehnerventzündung)
- vorübergehende Verschlechterung der MS-Symptome bei Hitze (Uhthoff-Phänomen)
- krampfhafte Erhöhung der Muskelspannung (Spastik)

- Gefühlsstörungen, Missempfindungen, Taubheit oder Schwäche in den Gliedmaßen
- Depressionen
- anhaltende Erschöpfungszustände (Chronisches Fatigue-Syndrom, CFS)
- unangenehme elektrische Impulse bei bestimmten Halsbewegungen (Lhermitte-Zeichen)
- Blasen- und/oder Darmentleerungsstörungen
- Schwindel
- Sprech- und Sprachstörungen
- Konzentrations- und Gedächtnisstörungen

Neuroinflammation

Der Begriff Neuroinflammation ist noch recht neu. Er beschreibt eine Entzündung des Nervengewebes, die bei der Entstehung von neurodegenerativen Erkrankungen, also bei einem fortschreitenden Verlust von Nervenzellen, eine wichtige Rolle spielt. Dieses Entzündungsgeschehen kann durch Faktoren wie Stress, Schlafmangel, Übergewicht und eine geschädigte Darmbarriere beeinflusst werden – was nahelegt, dass diese bei einer ganzheitlichen Behandlung von Multipler Sklerose miteinbezogen werden sollten.

Entzündungen sind ein normaler Vorgang unserer Immunabwehr, bei MS sind diese allerdings außer Kontrolle geraten.

Die Neuroinflammation des ZNS wird durch entzündungsfördernde Zytokine (verschiedene Botenstoffe) verursacht. Eigentlich ist eine Entzündung nichts Schlechtes, denn sie ist ein wichtiger Bestandteil der Immunabwehr und dient dazu, Heilungsprozesse einzuleiten. Sie kann in allen Bereichen des Körpers auftreten. Die Entzündungsreaktion ist ein eingespielter Ablauf: Bereits beim Auftreten der Reaktion werden gleichzeitig regulierende Prozesse eingeleitet, sodass die Entzündung nicht außer Kontrolle geraten kann. Solche Immunreaktionen können auch im ZNS stattfinden, um bei einer Infektion pathogene Keime abzutöten und die Heilungsmechanismen durch spezielle Immunzellen in Gang zu setzen und die Neuronen zu schützen. Zu einer chronischen Entzündung kommt es, wenn das Immunsystem sich nicht mehr selbst regulieren kann – im weiteren Verlauf führt dies zum Verfall bzw. Verlust von Nervenzellen, also einer Neurodegeneration.[2]

Bei Menschen mit Multipler Sklerose öffnen die Zytokine die Blut-Hirn-Schranke teilweise und lassen Immunzellen in das ZNS einströmen, die im Gehirn Antikörper gegen die Myelinscheiden produzieren. Zudem können T-Helferzellen die Blut-Hirn-Schranke überwinden, die Schutzhülle der Nervenfasern (Myelin) angreifen und die Reizweiterleitung reduzieren.[3]

Die im ZNS zuständigen Immunzellen reagieren auf entzündungsfördernde Faktoren wie Übergewicht, Bewegungsmangel, Stress, Alterung, Diabetes mellitus Typ 2 und Herz-Kreislauf-Erkrankungen. Zudem erhöhen diese Faktoren das Risiko für neurodegenerative und chronisch-entzündliche Erkrankungen. Viele dieser Krankheiten, z. B. Arteriosklerose, Diabetes mellitus Typ 2, Rheuma und Multiple Sklerose gehen mit einem chronischen Entzündungsgeschehen einher, ebenso Übergewicht und Stress.[4]

Oxidativer Stress

Die Oxidation beschreibt eine chemische Reaktion des Körpers, die z. B. durch die Aufspaltung von Nahrung in Proteine, Kohlenhydrate und andere Bestandteile ausgelöst wird. Diese Oxidationsprozesse sind wichtig für die Energiegewinnung der Zellen. Ein eingespielter Prozess, der an sich nicht schädlich ist, solange genügend antioxidierende Faktoren vorhanden sind, die den Schäden entgegenwirken und solange keine übermäßige Oxidation entsteht.

Oxidation

Dieses Phänomen lässt sich so veranschaulichen: Lassen wir einen angeschnittenen Apfel länger liegen, verfärbt sich die Schnittstelle durch den Kontakt mit Sauerstoff braun, die sogenannte Oxidation tritt ein. Reiben wir ihn allerdings mit etwas Zitrone ein, sorgt das Vitamin C in der Zitrone dafür, dass genügend antioxidierende Faktoren zur Verfügung stehen, damit keine Oxidationsschäden entstehen. Der Apfel verfärbt sich nicht, sondern behält seine schöne Farbe.

Oxidativer Stress kann bei MS Schäden an den Nervenfasern begünstigen.

Kommt es jedoch zu einer gesteigerten Oxidation, entstehen vermehrt freie Radikale, die sehr reaktionsfreudig sind. Freie Radikale entstehen unter anderem durch den Energiestoffwechsel, Immunreaktionen und akute Entzündungen aber auch durch äußere Faktoren wie Stress, Schadstoffe, UV-Belastung, Feinstaub, Zigarettenrauch, Schlafmangel und Fehlernährung. Bei vermehrtem Vorkommen können Blutgefäße und körpereigene Strukturen zerstört werden. Die freien Radikale reagieren mit unseren Zellen und können Veränderungen im Erbgut auslösen. Außerdem kann es zu Enzym- und Stoffwechselstörungen kommen.

Freie Radikale sind Sauerstoffverbindungen, die ein ungepaartes Elektron besitzen. Sie entreißen anderen Molekülen ein Elektron und oxidieren mit ihnen. Stehen ausreichend Antioxidantien zur Verfügung, geben diese freiwillig ein Elektron an das freie Radikal ab, sodass keine Oxidation stattfinden muss. Stehen allerdings nicht genügend Antioxidantien zur Verfügung, dann ist das oxidative Gleichgewicht gestört. Die Folge daraus ist eine Kettenreaktion, der sogenannte oxidative Stress.

Oxidativer Stress steht in enger Verbindung zu Entzündungsprozessen und kann bei Multipler Sklerose die Demyelinisierung und Schäden an den Nervenfasern begünstigen. Aus diesem Grund ist es wichtig, das oxidative Gleichgewicht zu halten.

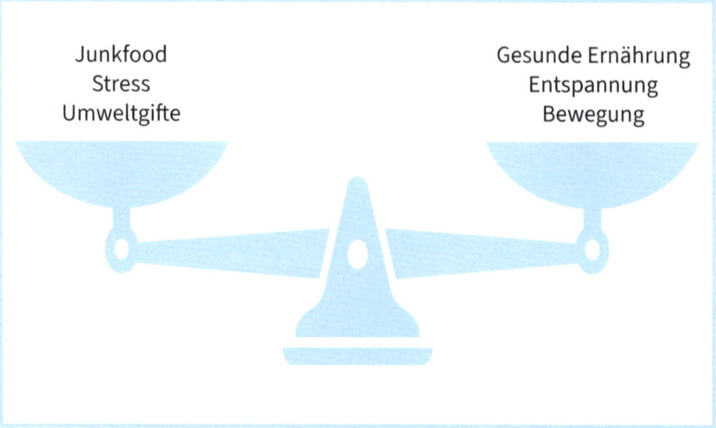

Das oxidative Gleichgewicht

OXIDATIV	ANTIOXIDATIV
Stoffwechsel, Immunreaktionen, Überernährung, Bauchfett, Zucker, ungünstige Fette, Stress, Luftverschmutzung, UV-Strahlung, Pestizide usw.	Nährstoffe in Form von Obst und Gemüse, ausreichend Bewegung, gesunder Schlaf, Stressreduktion und Entspannung, Verminderung von Umweltgiften

Ernährung und MS

Spezielle Ernährungskonzepte

Auch wenn MS durch die Ernährung nicht heilbar ist, so gibt es doch mehrere Ansätze, die eine positive Beeinflussung des Krankheitsverlaufs ermöglichen und zu einer Besserung verschiedener Symptome beitragen können.

Schon seit Langem weiß man, dass naturheilkundliche Ernährungskonzepte und eine geeignete Lebensmittelauswahl als ergänzende Therapie bei MS unterstützend wirken können. Zahlreiche

Studien befassen sich mit dem Einfluss der Ernährungstherapie auf den Verlauf der Multiplen Sklerose und konnten Zusammenhänge zwischen der Art der Ernährung und dem Verlauf der MS herstellen.
Im Folgenden stelle ich dir kurz einige Ernährungskonzepte bei MS vor, die aus dem alternativen Bereich kommen und zum Teil heute in Rehakliniken miteinbezogen werden. Wissenschaftlich gesichert sind diese Methoden leider nicht, es kann jedoch sinnvoll sein, sie auszuprobieren, zumal sie viele Übereinstimmungen zu der in diesem Buch vorgeschlagenen entzündungshemmenden Ernährung aufweisen. Ein paar der relevanten Rezepte, die ich als kompatibel erachte, findest du im Rezeptteil des Buches.

Im Zusammenhang mit anderen chronisch-entzündlichen Erkrankungen, wie der rheumatoiden Arthritis, konnten positive Wirkungen bei zielgerichteter Ernährung beobachtet werden, was einen ernährungstherapeutischen Ansatz bekräftigt. Verschiedene klinische Studien stellten eine positive Wirkung bestimmter Lebensmittel oder Ernährungsformen auf eine rheumatoide Arthritis fest. Die Wirkung auf chronisch-entzündliche Erkrankungen macht deutlich, dass eine entzündungshemmende Ernährung auch bei Multipler Sklerose ein geeignetes Ernährungskonzept darstellen kann.

Eine entzündungshemmende Ernährung zeigt sich als geeignetes Ernährungskonzept bei Multipler Sklerose.

Frischkost nach Bircher-Benner

Die Frischkost nach dem Schweizer Arzt Max Bircher-Benner (1867–1939), der auch den Begriff der Vollwertkost prägte, wird auch als Ernährungstherapie bei chronischen Entzündungen eingesetzt. In diesem Konzept wird den Pflanzen eine besondere ernährungsphysiologische Bedeutung zugeschrieben. Die Methode, die hauptsächlich aus Frisch- und Rohkost besteht, ist wertvoll für die Gesundheit und hat der modernen Vollwerternährung den Weg bereitet.

Das klassische Bircher-Müsli kennt sicher jeder: Haferflocken, geriebener Apfel, Zitronensaft, gesüßte Kondensmilch und Nüsse. Mittlerweile gibt es viele Varianten dieses Frühstücks als Teil einer vollwertigen pflanzenbasierten Ernährung mit reichlich Rohkost. Ein Bircher-Müsli-Rezept findest du auf Seite 134.

Das ganzheitliche Konzept von Bircher-Benner setzt neben einer gesunden und ausgewogenen Ernährung zudem auf weitere Bereiche: Ein gesunder Schlaf, ein ausgeglichenes Verhältnis zwischen Arbeit und Freizeit sowie Bewegung an der frischen Luft und soziale Kontakte fördern neben der Ernährung die Lebensqualität.[5]

Öl-Eiweiß-Ernährung nach Budwig

Die Biochemikerin und Apothekerin Johanna Budwig (1908–2003) entwickelte ein Ernährungskonzept, in dem naturbelassene Lebensmittel und hochwertige Öle die Hauptrolle spielen. Die Budwig-Formel lautet:

1. Steigere den Anteil gesunder Öle und Fette.
2. Reduziere den Anteil leerer, kurzkettiger Kohlenhydrate.
3. Achte auf die hochwertige, naturbelassene Qualität der Lebensmittel.[6]

Ihre Öl-Eiweiß-Ernährung fokussiert sich auf den bevorzugten Verzehr von Leinsamen, kaltgepresstem Leinöl, Quark und Hüttenkäse. Leinsamen enthalten viele ungesättigte Omega-3-Fettsäuren. Quark und Hüttenkäse enthalten schwefelhaltige Aminosäuren, die Fettsäuren besser löslich und resorbierbar machen.

Die Öl-Eiweiß-Ernährung zeigt eine antientzündliche Wirkung durch den hohen Anteil an pflanzlichen Omega-3-Fettsäuren aus Leinöl. Die Budwig-Creme, ein sättigendes Frühstück, besteht aus Leinsamen, kaltgepresstem Leinöl, Magerquark und/oder Hüttenkäse und frischem regionalem Obst. Das Rezept findest du auf Seite 132.

Mittelmeerdiät

Eigentlich ist diese Form der Ernährung eher eine traditionelle Ernährungsform von Menschen, die im Mittelmeerraum leben, und keine klassische Diät. Bei der mediterranen Kost werden hauptsächlich Vollkorngetreide, Gemüse, Hülsenfrüchte, frisches Obst und Olivenöl verzehrt. Ergänzt wird sie durch frischen Fisch und nur wenig Fleisch. Diese Ernährungsform enthält durch den hohen Anteil an pflanzlichen Lebensmitteln entzündungshemmende sekundäre Pflanzenstoffe, ausreichend Ballaststoffe, gesunde ungesättigte Fettsäuren und natürlich viele Vitamine und Mineralstoffe. Es wird hauptsächlich schonend gegart oder Rohkost verzehrt, das sorgt für einen hohen Vitalstoffgehalt und zusätzlich zeigt sich durch die Verwendung von Olivenöl ein sehr günstiges Fettsäuremuster.

Diese Mittelmeerdiät gilt als eines der gesündesten Ernährungskonzepte, sie ist ausgewogen und abwechslungsreich, sofern sie auf ihrer ursprünglichen Form mit unverarbeiteten Lebensmitteln aufbaut. Sie weist sehr viele Verbindungen zu einer entzündungshemmenden Ernährung auf und eignet sich mit Ergänzungen von beispielsweise Leinöl und Omega-3-reichen Nüssen und Samen auch als Ernährungsform bei Multipler Sklerose.

> Die Mittelmeerdiät gilt als eines der gesündesten Ernährungskonzepte.

Risikofaktor Übergewicht

Es gibt keinen Zweifel, dass Übergewicht eine Reihe von weiteren Erkrankungen begünstigt, wie Herz-Kreislauf-Erkrankungen, Diabetes mellitus Typ 2 und Fettstoffwechselstörungen. Bei der Suche nach der Entstehung von Multipler Sklerose sind immer wieder auch die Ernährung und die körperliche Konstitution im Fokus. Die Nurses' Health Study (diese weltweit bedeutendste Gesundheitslängsschnittstudie läuft bereits seit 30 Jahren) untersuchte daher den Zusammenhang zwischen Übergewicht im jugendlichen Alter und dem Risiko, als Erwachsener an Multipler Sklerose zu erkranken. Die Studie macht deutlich: Frauen, die bereits mit 18

Jahren einen BMI über 30 aufwiesen, hatten im Erwachsenenalter ein mehr als doppelt so hohes Risiko an MS zu erkranken wie normalgewichtige Teilnehmerinnen.[7]

Viszerales Fett sammelt sich um die Organe im Bauchraum an, setzt Entzündungsbotenstoffe frei und kann Entzündungen begünstigen.

Die Hintergründe, warum Übergewicht das Risiko für Multiple Sklerose erhöht, sind noch nicht abschließend geklärt. Zum einen wird vermutet, dass bei Übergewichtigen ein niedrigerer Vitamin-D-Spiegel ursächlich sein könnte, zum anderen die Freisetzung von Entzündungsstoffen aus dem viszeralen Fettgewebe (Bauchfett), die das Immunsystem stimulieren und Entzündungen begünstigen.

Heute ist man sicher, dass das Fettgewebe nicht nur als Energiespeicher dient, sondern hormonaktiv und an wesentlichen immunologischen Prozessen beteiligt ist. Entzündungsbotenstoffe werden ausgeschüttet und Immunzellen aktiviert, diese dringen ins Fettgewebe ein und Entzündungsaktivitäten werden hochgefahren.[8] Diese unterschwelligen Entzündungen können mit Kopfschmerzen, verminderter Konzentrations- und Leistungsfähigkeit, Muskel- und Gelenkschmerzen, aber auch mit Stimmungsschwankungen, Verdauungsbeschwerden und chronischer Erschöpfung einhergehen und haben auf Dauer weitreichende Folgen wie Herz-Kreislauf-Erkrankungen, Krebsleiden, Autoimmunerkrankungen, Asthma und Wundheilungsstörungen.[9]

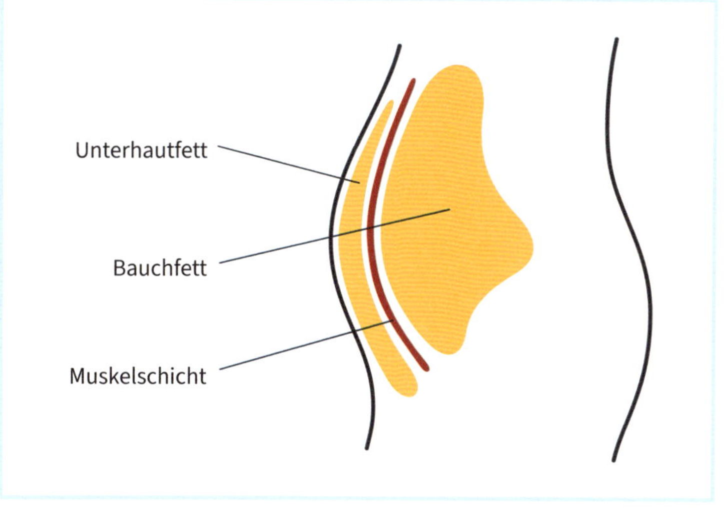

Viszerales Fett in der Bauchhöhle fördert Entzündungsaktivitäten

Ursachen für zu viel Gewicht

Die Nationale Verzehrsstudie II des Bundesministeriums für Ernährung, Landwirtschaft und Verbraucherschutz aus dem Jahr 2008 belegt: Die Deutschen haben zunehmend mehr Probleme mit ihrem Gewicht. Unter den Männern sind 66 % der zwischen 18- und 80-Jährigen übergewichtig, bei den Frauen sind es 51 %. Das Erschreckende dabei ist, jeder Fünfte davon ist adipös (fettleibig).[10]

Die Leitlinie „Prävention und Therapie der Adipositas“ nennt als die Hauptursachen für Adipositas unter anderem den Lebensstil (z. B. Bewegungsmangel, Fehlernährung), die ständige Verfügbarkeit und das Überangebot von Nahrung, Schlafmangel, chronischen Stress, depressive Erkrankungen, Essstörungen (z. B. Binge-Eating-Störung) und Medikamente (z. B. bestimmte Antidepressiva, Neuroleptika, Antiepileptika, Antidiabetika, Glukokortikoide).[11] Auf drei Punkte möchte ich noch einmal genauer eingehen.

Kaloriendichte Nahrungsmittel Natürliche Lebensmittel wie Obst und Gemüse bestehen hauptsächlich aus Wasser und haben einen niedrigen Energiegehalt, liefern allerdings viele Nährstoffe. Tatsächlich kommen heute zu viele stark verarbeitete Nahrungsmittel auf den Teller. Diese haben einen vielfach höheren Kalorienwert und weniger Nährstoffe. Hinzu kommt, dass in der industriellen Herstellung viele Konservierungsstoffe verwendet werden – mehr als 40 davon sind in Deutschland zugelassen. Außerdem finden sich in diesen viele gesättigte Fettsäuren, (versteckter) Zucker und zu viel Salz. Durch den übermäßigen Verzehr solcher kaloriendichten Nahrungsmittel nehmen wir tagtäglich mehr Kalorien auf, als wir tatsächlich benötigen. Die Folge daraus sind Übergewicht, aber auch viele andere Nährstoffmangel-Begleiterscheinungen wie Konzentrationsschwäche, Verdauungsprobleme, chronische Müdigkeit, gesteigerte Infektanfälligkeit und ein erhöhtes Entzündungsgeschehen.

Fehlende Achtsamkeit beim Essen Achtsames Essen findet im Alltag kaum Beachtung, vielmehr essen wir nebenbei und aus Gewohnheit. Dabei werden die Signale des Körpers ignoriert. Hinzu kommt die Hektik des Alltags, die uns dazu zwingt, effektiv und schnell zu handeln. Dadurch essen wir oft beiläufig, holen uns etwas to go und nehmen Fertiggerichte und Junkfood zu uns. Wir nehmen nicht wahr, was wir essen, sondern vielmehr wandert das Essen automatisch in den Mund. Wir schlingen es hinunter und essen dadurch mehr, als wir eigentlich benötigen, um satt zu werden. Dies führt zu einer gesteigerten Kalorienaufnahme, was wiederum Übergewicht fördern kann.

Auch haben viele Menschen verlernt, wie sich Hunger und Sättigung tatsächlich anfühlen. Bereits im Kindesalter wird die natürliche Appetitkontrolle außer Kraft gesetzt, indem Eltern mit Süßigkeiten trösten oder beruhigen. So verlernen Kinder, zwischen

Hunger und Emotionen zu unterscheiden, vielmehr schleicht es sich ein, Angst, Frust und Langeweile mit Essen zu kompensieren. Auch ein „Iss deinen Teller leer, dann kannst du spielen gehen" führt dazu, über das Sättigungsgefühl hinaus zu essen und die Körpersignale von Hunger und Sättigung nicht richtig wahrzunehmen.

Erhöhter Zuckerkonsum Die Weltgesundheitsorganisation (WHO) empfiehlt für Erwachsene maximal 25 g Haushaltszucker pro Tag, der tatsächliche Verzehr liegt allerdings mehr als dreimal so hoch. Zwar sind Süßigkeiten und süße Backwaren beliebt, jedoch nehmen wir den Großteil des Zuckers vor allem durch verarbeitete Lebensmittel zu uns, die „versteckten" Zucker enthalten. Instant-Gemüsebrühe, Tomatensoße, Wurstwaren oder Pesto enthalten Zucker, der sich manchmal unter Synonymen wie Dextrose, Maltodextrin, Molkepulver und anderen Bezeichnungen, die mit -ose, -dextrin oder -sirup enden, versteckt.

Doch wir wissen alle, dass ein hoher Zuckerkonsum ungesund ist. Karies, Übergewicht und Fettleibigkeit sind die Folge der erhöhten Kalorienzufuhr, aber auch zu hohe Cholesterinwerte, eine Verfettung der Leber und ein erhöhtes Risiko für Herzinfarkte und Schlaganfälle, wie amerikanische Forscherinnen im Jahr 2012 erneut festhielten.[12] Weiterhin hat Zucker einen negativen Einfluss auf das Entzündungsgeschehen.

Zucker hat einen negativen Einfluss auf das Entzündungsgeschehen.

Richtig essen

Die steigenden Zahlen an übergewichtigen Menschen in Deutschland und weltweit sind alarmierend. Im Folgenden gebe ich dir einige allgemeine Tipps zur Gewichtsreduktion. Solltest du alleine nicht zurechtkommen, kann die Unterstützung eines Ernährungsberaters sinnvoll sein.

- Vermeide Junkfood, stark verarbeitete und kaloriendichte Nahrungsmittel.

- Reduziere tierische Nahrungsmittel und setze auf eine pflanzenbetonte Kost mit vielen unverarbeiteten und frischen Lebensmitteln, mehrfach ungesättigten Fettsäuren in Form von kaltgepressten nativen Pflanzenölen und Kohlenhydraten aus Vollkorngetreide, Pseudogetreide (Buchweizen, Amaranth, Hirse, Quinoa) Reis, Hülsenfrüchten und Kartoffeln. Eine ballaststoffreiche Kost fördert die Verdauung und hält länger satt.
- Proteine (Eiweiß) sorgen für eine längere Sättigung und können Heißhungerattacken reduzieren. Integriere in jede Mahlzeit genügend Proteine in Form von Hülsenfrüchten (Linsen, Kichererbsen und Bohnen), Fisch, fettarmen Milchprodukten, magerem Fleisch. Siehe dazu auch die Tabellen auf Seite 208.
- Iss fettarm und achte darauf, eher mehrfach ungesättigte Fettsäuren und Öle mit hohem Omega-3-Anteil zu dir zu nehmen (eine Liste geeigneter Fettquellen findest du auf Seite 204).
- Sensibilisiere dich gegenüber Zucker. Ersetze Süßigkeiten durch Obst, dunkle Schokolade oder Nüsse (einen leckeren Snack findest du auf Seite 200 im Rezeptteil). Wenn es Schokolade sein soll, dann greife am besten zu Sorten mit 80 % oder mehr Kakaoanteil. Außerdem solltest du versuchen, weniger zu süßen. Reduziere Zucker in Rezepten und greife auf natürliches Süßen mit Apfelmark oder reifen Bananen zurück. Du wirst schnell merken, dass dir bestimmte Nahrungsmittel zu süß geworden sind.
- Meide raffinierten Zucker und künstliche Süßstoffe, denn sie wirken appetitanregend und können zudem Heißhungerattacken begünstigen. Achte auch unbedingt auf versteckten Zucker und Süßungsmittel in den Zutatenlisten. Künstliche Süßstoffe können sich negativ auf den Magen- und Darmtrakt auswirken. Auch mit Agavendicksaft, der reich an Fruktose ist, solltest du es nicht übertreiben.

- Kaufe Obst und Gemüse möglichst saisonal und regional ein. Wasche es gründlich, um Rückstände von Pestiziden und Düngemittel zu entfernen. Ein Natronbad, wie auf Seite 85 beschrieben, kann sinnvoll sein.
- Erstelle dir einen groben Essensplan für die Woche und koche selbst. Du kannst einige Lebensmittel wie Reis, Nudeln und Kartoffeln vorkochen oder sogar ganze Gerichte. Das sogenannte Meal Prepping ist eine gute Möglichkeit, um nicht in die Junkfood-Falle zu tappen.
- Trinke vornehmlich stilles Wasser und ungesüßte Tees, Kaffee in Maßen und vermeide gesüßte Getränke wie Cola- und Limonadengetränke und Eistees.
- Mische dir gelegentlich deine eigenen Saftschorlen mit dem Verhältnis 1:3, also ein Teil Saft mit drei Teilen Wasser. Trinke vor jeder Mahlzeit ein Glas Wasser – dies begünstigt zusätzlich das Sättigungsgefühl.
- Iss achtsam. Lass dich nicht ablenken durch Fernsehen, Smartphone oder Laptop und fokussiere dich auf das Essen. Achtsames Essen kann Abhilfe schaffen, um wieder zu einem besseren Körpergefühl zurückzufinden. Wenn du achtsam isst, liest du nicht die Zeitung und schaust auch nicht auf dein Smartphone. Lass den Fernseher ausgeschaltet und konzentriere dich auf den Vorgang des Essens. Ausgiebiges Kauen, zwischendurch das Besteck kurz ablegen und so wenig Ablenkung wie möglich fördern die Wahrnehmung der Körpersignale, verbessern das Sättigungsempfinden und sogar die Verdauung.
- Richte das Essen auf kleinen Tellern an und nimm dir lieber noch einmal nach. Auf kleinen Tellern wirken Portionen größer und auch hier kann sich schneller ein Sättigungsgefühl einstellen.

> Kaue gründlich und lege zwischendurch bewusst das Besteck für einen Moment ab.

- Plane 2–3 Mahlzeiten am Tag und vermeide das Snacken zwischendurch.
- Versuche längere Pausen zwischen den Mahlzeiten einzulegen (4–5 Stunden). Auch das Intervallfasten (siehe Seite 26) kann dir helfen, Gewicht zu verlieren.
- Achte täglich auf ausreichend Bewegung und integriere regelmäßig kleine Sporteinheiten. Es muss nicht gleich dreimal Joggen oder Krafttraining in der Woche sein. Allein schon mehr Bewegung in den Alltag zu integrieren kann helfen, aktiv zu bleiben. Gegen ein regelmäßiges sportliches Training ist allerdings nichts einzuwenden. Du kannst Walken gehen, Rad fahren oder ein wenig Krafttraining zu Hause machen. Dafür reichen ein paar Wasserflaschen als Gewichte und das eigne Körpergewicht aus. Wer Inspiration für Übungen im Sitzen sucht, wird auf dem YouTube-Kanal „Daily SpoKs" fündig. Dort findest du viele Trainingsprogramme, die sich bei eingeschränkter Mobilität eignen und sich mit ganz wenigen Hilfsmitteln zu Hause durchführen lassen.
- Schlafe ausreichend und schaffe dir eine gute Schlafatmosphäre.

Gewichtsreduktion – aber richtig!

Vermeide Crash-Diäten oder einseitige Konzepte wie die „Kohlsuppen-Diät" oder „Kartoffel-Diät". Eine nachhaltige und langfristige Ernährungsumstellung wird dir dabei helfen, dein Gewicht zu reduzieren und es mit der Umsetzung der neuen Ernährungsgewohnheiten zu halten. Crash- oder Formula-Diäten (z. B. Almased, Yokebe, SlimFast) sind für eine dauerhafte Ernährungsumstellung nicht geeignet, und es stellt sich mit großer Wahrscheinlichkeit ein Jo-Jo-Effekt ein, wenn du wieder zu deinen alten Gewohnheiten zurückkehrst.

Es sind die kleinen Veränderungen, die später in Summe zu einer nachhaltigen und gesunden Gewichtsreduktion führen. Gehe es langsam an und nimm dir nicht zu viel auf einmal vor. Für jede kleine Veränderung werden sich dein Körper und deine Gesundheit bedanken. Du wirst später nicht nur einige Kilos auf der Waage weniger haben, sondern auch weniger chronische Entzündungen.

Achte auf eine nachhaltige Gewichtsreduktion durch Veränderung deiner Gewohnheiten.

Gewichtsreduktion durch Fasten

Es gibt verschiedene Formen des Fastens, im Allgemeinen versteht man unter Fasten den völligen oder teilweisen Verzicht auf Speisen, Getränke und Genussmittel über einen bestimmten Zeitraum. Bereits der bedeutsamste Arzt und Lehrer des Altertums, Hippokrates von Kos, empfahl, dass man ein kleines Weh „eher durch Fasten als durch Arznei“ heilen solle.

Heilfasten

Heilfasten geht auf den Arzt Otto Buchinger (1878–1966) zurück. Beim Heilfasten wird dem Körper eine geringere Menge an Energie in Form von Gemüsebrühe, frisch gepressten Obst- und Gemüsesäften und Honig zugeführt. In der Zeit des Heilfastens soll man sich nicht nur auf den Nahrungsverzicht konzentrieren, sondern auch der Psyche mehr Aufmerksamkeit widmen. Lesen, spazieren gehen, Meditation und leichte sportliche Betätigung sowie die Vermeidung von Stress und die Reduzierung des Medienkonsums sind nur wenige der „gesunden Gewohnheiten“ in der Fastenzeit.

Die Leitlinie zur Fastentherapie hält nach aktueller Studienlage positive Effekte unter anderem bei diesen Krankheiten fest:

- chronisch-entzündliche Erkrankungen (z. B. Rheuma, Multiple Sklerose, Morbus Crohn)
- metabolisches Syndrom
- Diabetes mellitus Typ 2

- Krankheiten des Muskel-Skelett-Systems und des Bindegewebes (z. B. rheumatoide Arthritis, Morbus Bechterew, Fibromyalgie)
- Krankheiten der Haut und der Unterhaut (z. B. Neurodermitis, Akne, Psoriasis)
- Krankheiten des Atmungssystem (z. B. chronische Bronchitis, Asthma, Heuschnupfen)
- psychosomatische Krankheiten[13]

Heilfasten wird sehr oft zur Behandlung bestimmter Erkrankungen angewendet und sollte immer durch Experten begleitet werden.

Heilfasten ist für eine nachhaltige Gewichtsreduktion weniger geeignet, jedoch kann es ein guter Einstieg in eine angestrebte Ernährungsumstellung sein. Heilfasten sollte unbedingt durch einen Arzt, Ernährungstherapeuten, Fastenleiter oder Ernährungsberater begleitet werden.

Intervallfasten

Intervallfasten, auch intermittierendes oder Kurzzeitfasten genannt, kann im Gegensatz zum Heilfasten regelmäßig angewendet werden. Man wechselt in einem bestimmten Rhythmus zwischen Fastenzeiten und normaler Nahrungsaufnahme.

Intervallfasten konnte in verschiedenen Studien positive Effekte bei MS zeigen.

Ein Team der University of Southern California erforschte im Jahr 2016 in einem Tierversuch, welchen Einfluss intermittierendes Fasten neben der Gewichtsreduktion auf die Multiple Sklerose hat. Für dieses Experiment wurden Mäuse, die eine MS-ähnliche Autoimmunerkrankung aufweisen, an drei Tagen pro Woche auf eine Fastendiät gesetzt. Die Kontrollgruppe wurde in diesem Zeitraum normal gefüttert. Die fastenden Tiere zeigten bereits nach drei Zyklen eine deutliche Verbesserung der Symptome. Zudem konnte man im Blut weniger Entzündungsbotenstoffe nachweisen. Zusätzlich konnten die Forschenden herausfinden, dass eine Wiederherstellung der Myelinscheide um die Nervenfasern stattfand.[14]

Möglicherweise kann intermittierendes Fasten die Lebensqualität von Menschen mit MS verbessern, nicht nur durch eine Linderung der Symptome, sondern ebenso durch ein verbessertes Lebensgefühl. Aktuelle Studien geben Grund zur Hoffnung, es müssen jedoch weitere wissenschaftlich belegbare Ergebnisse vorgelegt werden, die eine klare Empfehlung für Intervallfasten als Ernährungsform bei Multipler Sklerose rechtfertigen. Eine zurzeit laufende Studie von Dr. Markus Bock an der Charité Berlin könnte weitere entschiedene Ergebnisse liefern. Bis heute konnten positive Effekte auf das Köpergewicht, Blutdruck, Cholesterinspiegel und die MS-bedingte Fatigue beobachtet werden.[15]

Es gibt verschiedene Intervalle, in denen das Fasten durchgeführt werden kann. Sie unterscheiden sich in Dauer und Häufigkeit des Nahrungsverzichts. Studien konnten nachweisen, dass Fasten als eine Art Recyclingprogramm für die Zellen fungiert. Dieser Prozess nennt sich Autophagie und soll unter anderem die Bakterienvielfalt im Darm begünstigen. Bei einem Nahrungsverzicht von zwölf Stunden oder länger werden außerdem abgelagerte Zellen abgebaut und damit die Regenerations- und Aufräumprozesse des Körpers unterstützt.

> Fasten dient als Aufräumprogramm für unseren Körper und hat positive Effekte auf den Stoffwechsel.

16:8-Methode: Die 16:8-Methode ist die wohl bekannteste Form des Intervallfastens. Es wird 16 Stunden gefastet und während acht Stunden normal gegessen. Ob die Fastenzeit besser nach dem Abend- oder Mittagessen durchführbar ist, ist individuell. Meine persönliche Erfahrung ist, dass ich besser mit dem Verzicht auf das Frühstück zurechtkomme, da ich durch Sport am Morgen und das Arbeiten danach meine Fastenzeit schnell überwunden habe.

Auch das Familienleben spielt bei der Entscheidung eine Rolle, denn wer abends gemeinsam mit der Familie isst, sollte an diesem Familienessen teilnehmen können und nicht fasten müssen. Du solltest in jedem Fall eine Strategie entwickeln, die deinen eigenen Bedürfnissen (Tagesablauf, Verpflichtungen, Familie, Vorlieben und Verfassung) entspricht, damit du das Fasten immer wieder beliebig anpassen kannst und nicht als Einschränkung empfindest.

5:2-Diät: Bei dieser Form des Intervallfastens wird an fünf Tagen in der Woche normal gegessen und an zwei Tagen gefastet. Die Fastentage sollten in einem festen Rhythmus erfolgen, z. B. montags und donnerstags. Es gibt keine speziellen Vorschriften zur Auswahl und Zubereitung der Lebensmittel. Jedoch empfiehlt es sich, abwechslungsreich, vollwertig und bunt zu essen. An den Fastentagen ist etwa ein Viertel der üblichen Nahrungszufuhr erlaubt. Diese sollten möglichst aus Gemüse, Vollkorngetreide, Haferflocken und proteinreichen Lebensmitteln bestehen. Wichtig ist zudem eine entsprechende Zufuhr von Flüssigkeit in Form von Wasser und ungesüßtem Kräutertee.

Dinner-Cancelling: Eine weitere Variante des Intervallfastens ist das Dinner-Cancelling. Bei diesem Konzept wird an zwei oder drei Tagen in der Woche auf das Abendessen verzichtet. Stattdessen werden nur Wasser, Kräutertee oder andere kalorienfreie Getränke getrunken. Dadurch entsteht eine Essenspause von ca. 14 Stunden bis zum Frühstück. Das Dinner-Cancelling soll den Insulinspiegel entlasten, eine Gewichtsabnahme fördern und zudem die Schlafqualität verbessern.

Tipps bei eingeschränkter Mobilität

Besonders Menschen mit eingeschränkter Mobilität haben eine erhöhte Tendenz zu Übergewicht. Durch die verringerte Aktivität, begrenzte Beweglichkeit und evtl. reduzierte Muskelmasse sinkt der Energiebedarf. Die folgenden Tipps solltest du auch bei einem kurzfristig eingetretenen Mobilitätsverlust, beispielsweise durch einen akuten MS-Schub, beherzigen.

> Besonders bei eingeschränkter Mobilität ist eine Anpassung der Kalorienzufuhr wichtig, um Übergewicht vorzubeugen.

Eine Ernährungsumstellung zur Gewichtsreduktion kann dabei sehr individuell ausfallen, aber es gibt einige grundsätzliche Tipps, die ich dir noch einmal ans Herz legen möchte:

- Trinke ausreichend und regelmäßig stilles Wasser, denn das kurbelt die Fettverbrennung und die Verdauung an.
- Iss weniger Zucker und Weißmehlprodukte.
- Es eignet sich vor allem eine proteinreiche (pflanzliche) und kohlenhydratreduzierte Ernährung. Siehe dazu auch die Tabelle auf Seite 208.
- Intervallfasten kann eine Gewichtsreduktion begünstigen – probiere es aus!
- Versuche, dich ausreichend zu bewegen. Viele Übungen im Sitzen findest du beispielsweise auf den Webseiten der MS-Gesellschaften oder auf dem YouTube-Kanal Daily SpoKs.[16]

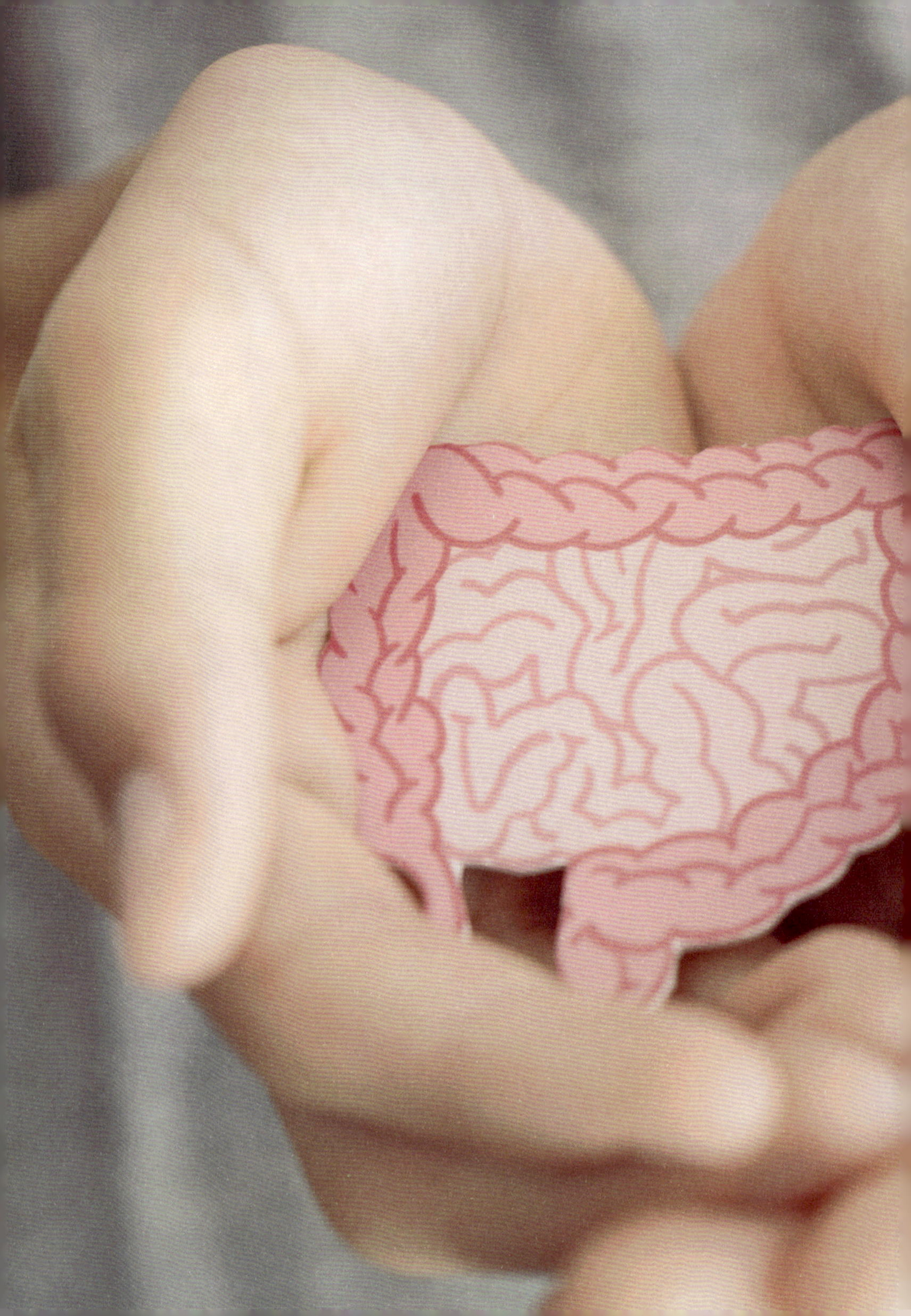

DARM GESUND, MENSCH GESUND

Ein chinesisches Sprichwort besagt: „Im Darm lieg der Ursprung von Gesundheit oder Krankheit.“ In diesem Kapitel widmen wir uns dem Wunderorgan Darm, denn die Darmgesundheit spielt eine wesentliche Rolle bei chronischen Entzündungsprozessen und vermutlich auch bei der Entstehung von Multipler Sklerose. Ich erkläre dir die Zusammenhänge zwischen Darmbarriere und Immunsystem und gebe dir abschließend Tipps, wie du deinen Darm pflegen und deine Darmbakterien glücklich machen kannst.

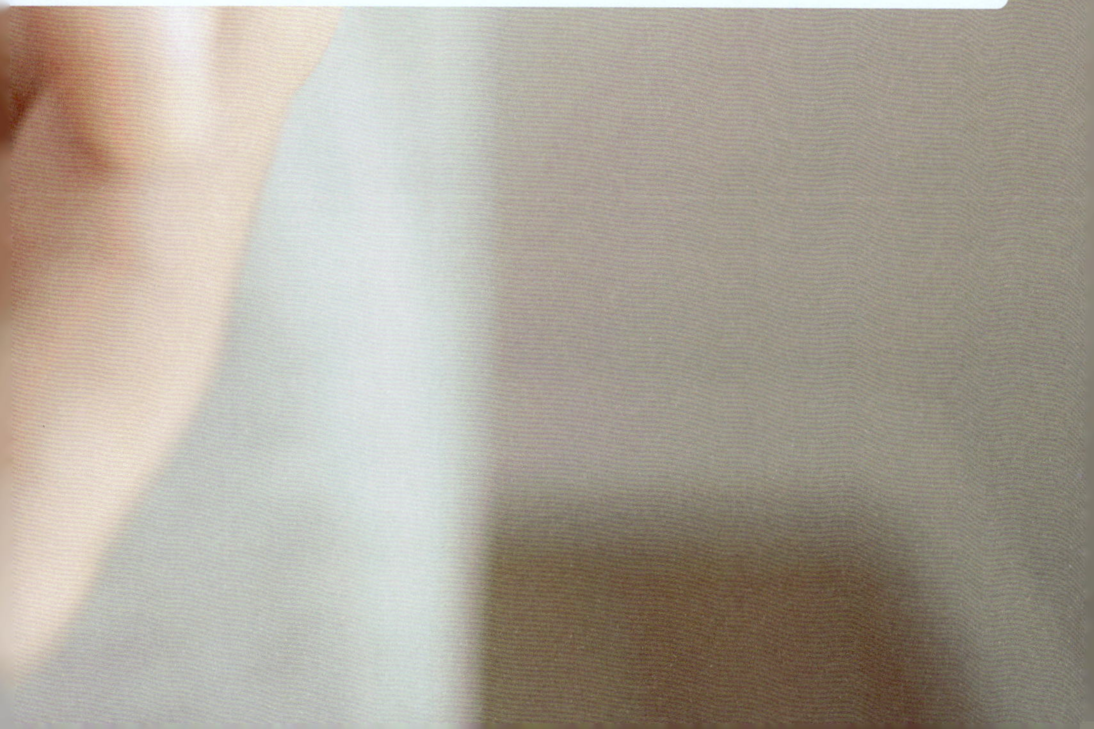

Welchen Einfluss der Darm auf unsere Gefühle hat

Sicherlich hast du den Begriff „Mikrobiom" schon einmal gehört. Alle auf und in unserem Körper lebenden Bakterien, Hefen, Pilze und Viren sowie Parasiten werden als Mikrobiom bezeichnet. Allein in unserem Verdauungstrakt leben rund 100 Billionen Bakterien, zahlreiche Pilze und Viren. Bei einem gesunden Menschen befinden sich diese Bakterien im Gleichgewicht.

Um diese Balance aufrechtzuerhalten, bedarf es vieler gut abgestimmter Prozesse und Mechanismen. Wenn unsere Darmbakterien in Kombination mit diesen gut funktionieren, schützen sie unsere Darmschleimhaut und damit unser Immunsystem. Gerät dieser fein abgestimmte Vorgang jedoch durch verschiedene Einflüsse, etwa die Einnahme von Medikamenten, Bewegungsmangel und eine einseitige ungesunde Ernährung, aus dem Gleichgewicht, kann die Vielfalt zerstört werden. Dies kann ursächlich für verschiedene Krankheiten sein, und auch bei Multipler Sklerose, Rheuma und anderen chronischen Erkrankungen könnte die Schädigung der Darmflora eine Rolle spielen.

> Gerät unser Darm aus der Balance, machen wir die Türen auf für viele verschiedene Erkrankungen.

Vielleicht lässt du die letzten Jahre vor deiner Diagnose einmal Revue passieren. Möglicherweise ging es dir genau wie mir und du hattest regelmäßig Verdauungsbeschwerden. Egal ob Durchfall, Verstopfungen oder generell eine träge Verdauung, neueste Studienergebnisse konnten zeigen, dass genau dies bei Menschen der Fall war, die an Depressionen, Rheuma oder Parkinson leiden. Was uns wieder Rückschlüsse auf die Multiple Sklerose ziehen lassen kann, denn auch hier steht der Darm als Verantwortlicher immer wieder im Fokus.

Acht Fakten über den Darm

- Oberfläche: ca. 400 Quadratmeter
- Länge: 6–8 Meter
- 100 Billionen Bakterien (ein Zehnfaches dessen, was wir an Körperzellen haben)
- Besiedelung durch 500–1500 verschiedene Bakterienarten
- 100 Millionen Nervenzellen (mehr als unser Rückenmark)
- Etwa 70–80 % der Immunzellen befinden sich in der Darmwand.
- Im Darm werden bestimmte Vitamine und essenzielle Nährstoffe gebildet.
- Der Darm steuert wichtige Stoffwechselprozesse.

Der Darm ist nicht nur für die Verdauung zuständig, sondern er kommuniziert eng mit unserem Gehirn. Vielleicht sind dir die Redewendungen nicht fremd, wenn wir beispielsweise „Schmetterlinge im Bauch" haben oder vor wichtigen Entscheidungen stehen, die uns „Bauchschmerzen bereiten". Manche bekommen bei Ärger einen „nervösen Magen" oder „Wut im Bauch" und bei wichtigen Entscheidungen „vertrauen wir auf unser Bauchgefühl" – du siehst, unsere Stimmung hängt nicht allein an unserem Denken, sondern Entscheidungen treffen wir manchmal sogar „aus dem Bauch heraus".[17]

Wie du bereits gelesen hast, sitzen in unserem Darm 100 Millionen Nervenzellen, was darauf hindeutet, dass der Darm eine wichtige Rolle bei unseren Gefühlen spielt. Er besitzt ein hochkomplexes Nervensystem, was deutlich macht, dass unser Darm eigenständig „denken" kann. Forscher vermuten bereits, dass eine gestörte Darmflora mitursächlich für Depressionen sein kann.

> Unser Darm besitzt ein hochkomplexes Nervensystem.

Unser Darm und unser Gehirn kommunizieren ständig miteinander und beeinflussen sich gegenseitig. Diese Verbindung können wir täglich spüren, beispielsweise wenn wir viel Stress haben.

Darm und Gehirn kommunizieren ständig miteinander und beeinflussen sich gegenseitig.

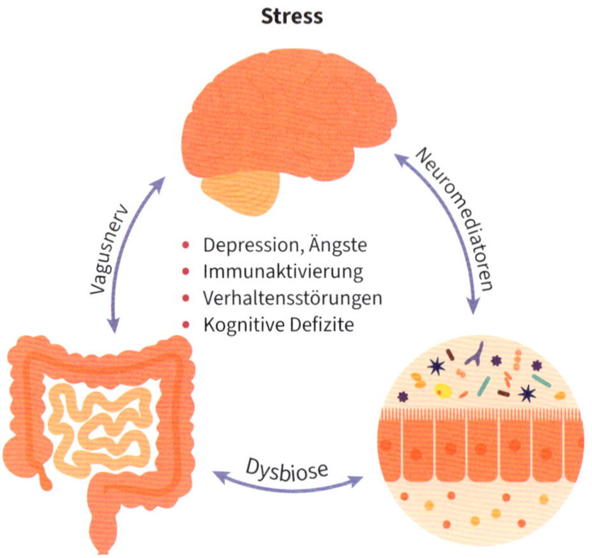

Kümmern wir uns gut um den Darm, fühlen wir uns besser.

Bei Stress benötigt der Körper viel Energie, die uns bei anderen Prozessen wie der Verdauung fehlt. Die Folgen sind Appetitlosigkeit, Heißhungerattacken oder Verdauungsbeschwerden. Diese Verknüpfung von „Kopfhirn" und „Bauchhirn" bezeichnen wir als Darm-Hirn-Achse, bei der der Hauptakteur der Vagusnerv ist. Er ist die Schaltzentrale zwischen Gehirn und Darm und an fast jeder Funktion unserer inneren Organe beteiligt. Er ist zuständig für Erholung, Ruhe und Verdauung. Er schickt beispielsweise Informationen vom Darm in die Region des Gehirns, in der die Emotionen sitzen – was den Einfluss vom Darm auf unsere Gefühle und unser Wohlbefinden sehr wahrscheinlich macht.[18]

Interessant ist, dass 90 % der Nervenbahnen von unserem Darm aufsteigen und nur 10 % vom Gehirn zum Darm absteigen. Am Datenaustausch über die Darm-Hirn-Achse sind neben den Nervenfasern auch Botenstoffe wie Hormone und Neurotransmitter sowie kurzkettige Fettsäuren beteiligt. Der Botenstoff Serotonin, auch als Glückshormon bezeichnet, wird von Darmbakterien produziert. Damit dies geschieht, benötigt er die Aminosäure Tryptophan, die wiederum von guten Darmbakterien hergestellt wird. Sind also die richtigen Bakterien im Darm angesiedelt, kann der Serotoninspiegel positiv beeinflusst werden. Du siehst, alles hängt zusammen: Wenn unser Darm glücklich ist, sind wir es auch.[19]

Darm und Immunsystem

In unserem Darm sitzen 80 % des Immunsystems. Er verfügt über ein ausgeklügeltes Verteidigungssystem, das unseren Körper vor Angreifern schützt. Dabei werden verschiedene Abwehrzellen angeregt, die die Eindringlinge stoppen sollen. Gleichzeitig müssen wichtige Nährstoffe und nützliche Mikroorganismen toleriert werden und durch die Darmwand gelangen. Auch hier verrichtet das Wunderwerk Darm eine komplexe Aufgabe, die nur in einem reibungslosen Zusammenspiel der verschiedenen Abwehrmechanismen erfüllt werden kann. Dabei spielen die Darmflora, die Darmschleimhaut und das darmassoziierte Immunsystem eine wichtige Rolle.

Die Darmflora – der Wächter

Die Darmflora sorgt dafür, dass die „guten" Darmbakterien Krankheitserreger daran hindern, an der Darmwand anzudocken und diese zu schädigen. Zudem versorgen sie die Darmwandzellen mit Nährstoffen und sind für die Zellerneuerung verantwortlich.

> Die Darmbakterien trainieren unser Immunsystem und nähren unsere Darmwandzellen.

Einige Darmbakterien produzieren antibakterielle Stoffe, die das Wachstum von schädlichen Bakterien eindämmen. Aus Ballaststoffen werden kurzkettige Fettsäuren hergestellt, die einen zusätzlichen schützenden Effekt auf die Darmwand haben.

Unsere Darmbakterien sorgen dafür, dass unser Immunsystem gut trainiert ist, denn es muss täglich zwischen Gut und Böse unterscheiden. Kommt es zu einer Störung, und Krankheitserreger oder schädliche Stoffe passieren die Schleuse, kann dies beispielsweise Unverträglichkeiten und Allergien begünstigen und im schlimmsten Fall sogar Auslöser einer Autoimmunerkrankung sein, bei der das Immunsystem körpereigene Strukturen angreift.

Funktionen der guten Darmbakterien

- Sie produzieren Energie.
- Sie fermentieren Ballaststoffe zu kurzkettigen Fettsäuren, die antientzündlich wirken.
- Sie stellen bestimmte Vitamine her.
- Sie trainieren das Immunsystem.
- Sie sind die erste Barriere bei der Immunabwehr.
- Sie bauen Giftstoffe ab.
- Sie bilden Milchsäure, die den pH-Wert im Darm senkt.

Die Darmschleimhaut – die Schleuse

Bestimmte Zellen in der Darmschleimhaut produzieren Schleimstoffe, die wie eine mechanische Barriere agieren. Erreger verfangen sich in dieser Schleimschicht und können letztendlich nicht an der Darmwand anhaften. Der Schleim enthält außerdem Abwehrsubstanzen, die ebenfalls zur Abwehr von Fremdstoffen und Erregern beitragen.

Die Darmschleimhaut hindert Fremdstoffe und Erreger am Eindringen in den Blutkreislauf.

Die Darmschleimhaut besteht aus einer Vielzahl von Zellen, die mit kleinen Bändern die Zwischenräume der Zellen abdichten und wie Schleusentore fungieren. Sie ermöglichen wichtigen Nährstoffen und Mikroorganismen, die Schleuse zu passieren und in den Blutkreislauf zu gelangen. Die sogenannten Tight Junctions (siehe weiter unten) bleiben allerdings geschlossen, wenn sich schädliche

Stoffe und Erreger nähern, sodass diese nicht in den Blutkreislauf gelangen können.[20]

Das darmassoziierte Immunsystem – die Darmpolizei

Das darmassoziierte Immunsystem sitzt in der Darmschleimhaut und beherbergt ca. 70–80 % unserer Immunzellen. Sie produzieren Abwehrstoffe, die Viren, Bakterien und andere Erreger bekämpfen. Die ständige Konfrontation mit gefährlichen Angreifern sorgt dafür, dass unsere Abwehrzellen stets wachsam sind und im Notfall schnell reagieren können. Die Immunzellen können auch durch den Körper wandern und sich in anderen Abwehrzentren wie den Lymphknoten niederlassen. So werden Informationen stets weitergereicht und unser komplettes Abwehrsystem für den Ernstfall vorbereitet.

Der Darm als wichtigster Akteur im Immunsystem wird ständig mit Angreifern konfrontiert und muss diesen standhalten.

Die Immunzellen verrichten eine sehr komplexe Aufgabe, da sie nicht nur körperfremde Stoffe und Erreger bekämpfen müssen, sondern sie müssen auch wichtige Nährstoffe und die Mikroorganismen der Darmflora tolerieren. Sie müssen demnach zwischen „Gut“ und „Böse“ unterscheiden können. Die Funktion ist teilweise von den nützlichen Darmbakterien abhängig, denn diese verhindern, dass sich Krankheitserreger und Keime an der Darmwand anheften, und stimulieren unser Immunsystem, damit es immer in Bereitschaft ist. Dies ist zudem wichtig, damit der Abwehrmechanismus richtig funktioniert und körpereigene Strukturen von harmlosen und gefährlichen Fremdstoffen unterschieden werden können. Gerät die Darmflora aus dem Gleichgewicht, kann dies die Verteidigungslinien erheblich schwächen.

Wie du sicherlich erkennen kannst, sind alle drei Verteidigungsmechanismen eng miteinander verzahnt.

Wenn die Darmbarriere gestört ist

Der Darm muss im Laufe unseres Lebens so einiges leisten. Er nimmt geduldig alles entgegen, womit wir ihn füttern. Unsere ungesunden Lebens- und Ernährungsgewohnheiten nimmt er in Kauf, Stress und Bewegungsmangel sind die Normalität. Die häufige Einnahme von Antibiotika, Schmerzmitteln oder Medikamenten wie Cortison belasten unsere Verteidigungslinien zusätzlich. Am Ende gerät unser Darm aus dem Gleichgewicht und es kommt zu einer Schädigung der Darmbarriere.

Durch eine gestörte Darmbarriere gelangen Schadstoffe in den Organismus und können Autoimmunreaktionen auslösen.

In der Folge einer gestörten Darmbarriere kommt es zur vermehrten Durchlässigkeit der Darmwand, dem sogenannten Leaky-Gut-Syndrom. Der Darm wird löchrig und Keime, Schadstoffe und Nahrungsbestandteile gelangen ungehindert in den Blutkreislauf. Das hat zur Folge, dass die Zell-zu-Zell-Verbindungen (Tight Junctions) ihre Arbeit nicht mehr verrichten können und unser Abwehrsystem überfordert ist. Nahrungsbestandteile, Bakterien, Viren und andere Erreger können in die Blut- und Nervenbahnen eindringen und zu Allergien, leichten Autoimmunreaktionen, aber auch zu schwerwiegenden Erkrankungen führen. Dazu gehören unter anderem Multiple Sklerose, Diabetes mellitus Typ 1, Lupus erythematodes oder rheumatoide Arthritis.

Mögliche Ursachen für Leaky-Gut auf einen Blick

- Nahrungsbestandteile wie Gluten (z. B. Dinkel, Roggen, Weizen) oder Lektine (z. B. Getreide, Hülsenfrüchte, Tomaten)
- Konservierungs- und Zusatzstoffe in Nahrungsmitteln
- bestimmte fermentierte Lebensmittel, wie Essig, Sojasoße, Tofu und Wein
- Fehlernährung (raffinierter Zucker, Weißmehl, Alkohol, Kaffee)
- regelmäßige Medikamenteneinnahme (z. B. Antibiotika, Cortison, Schmerzmittel)
- lang anhaltender chronischer Stress

▶▶

- chronische Erkrankungen (z. B. Morbus Crohn, Colitis ulcerosa, Pankreatitis oder Pilzerkrankungen (Mykosen))
- Rauchen
- Schwermetallbelastung, z. B. durch Amalgamfüllungen
- Nahrungsmittelallergien und -unverträglichkeiten[21]

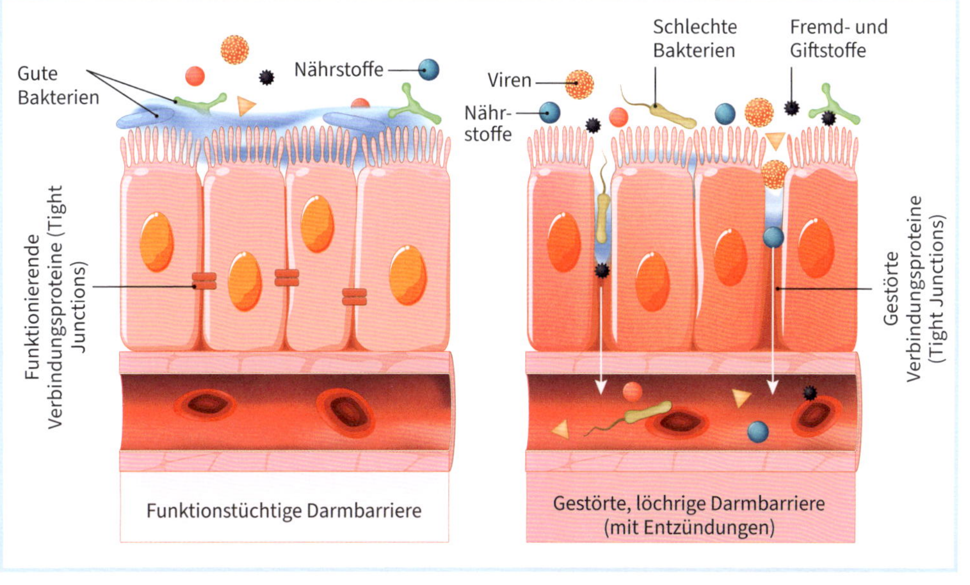

Leaky-Gut-Syndrom: links gesunde Darmbarriere, rechts gestörte Darmbarriere

Die Abbildung zeigt auf der linken Seite eine intakte Darmbarriere. Die Schleimschicht ist kräftig und schützt die Darmzotten, auch die Tight Junctions sind gesund. In den Blutkreislauf gelangen nur tolerierte Nahrungsbestandteile. Rechts ist deutlich zu erkennen, dass die Schleimschicht abgenommen hat und die Tight Junctions offen bzw. beschädigt sind. Fremdkörper und andere Erreger können ohne Probleme an der Darmwand anheften und auch in die Blutbahn gelangen. Es folgen Immunreaktionen, Entzündungsbotenstoffe werden freigesetzt und es kommt zu Entzündungen.

Mögliche Symptome bei Leaky Gut auf einen Blick

- Durchfall
- Blähungen
- Migräne
- chronische Gelenk- und Muskelschmerzen
- anhaltende Müdigkeit
- Abgeschlagenheit
- Einbruch der Leistungs- und Konzentrationsfähigkeit
- erhöhte Infektanfälligkeit
- Nahrungsmittelallergien und -intoleranzen[22]

Eine nicht zu unterschätzende Folge einer gestörten Darmbarriere ist, dass beispielsweise Vitamine und Spurenelemente nicht ausreichend von der Darmwand aufgenommen werden können. Mangelerscheinungen können die Folge sein. Essenzielle Spurenelemente wie z. B. Kupfer, Magnesium, Selen und Zink spielen bei über 500 Stoffwechselvorgängen und beim Aufbau von Enzymen eine entscheidende Rolle. Bereits eine leichte Unterversorgung kann mit Erschöpfung und geringerer Konzentrationsfähigkeit oder auch einem geschwächten Immunsystem einhergehen.

Gute Pflege für deine Darmbarriere

Diese Erläuterungen zeigen deutlich, wie wichtig unser Darm für das Immunsystem und unsere Gesundheit ist. Daher gebe ich dir einige Strategien und Tipps an die Hand, wie du etwas für deine Darmgesundheit tun kannst und auf was du besonders achten solltest.

Was die Darmbarriere stärkt und was sie schwächt

DAS STÄRKT DIE DARMBARRIERE	DAS SCHWÄCHT DIE DARMBARRIERE
ballaststoffreiche Ernährung (Vollkorngetreide, Gemüse, Hülsenfrüchte)	zu wenig Ballaststoffe (Weißmehl, polierter Reis)
Omega-3-Fettsäuren (EPA als Entzündungshemmer)	ungesunde Fette (gesättigte Fettsäuren aus tierischen Fetten, Transfette aus industriell hergestellten Backwaren, Pommes, Fast Food)
Bitterstoffe (Artischocke, Rucola, Löwenzahn, Schafgarbe, Wegwarte, Salbei, Ingwer, Galgant und Kurkuma)	eine zu hohe Zufuhr an Fruktose in Form von Süßungsmitteln (Limonaden, Agavendicksaft, Ahornsirup, Invertzucker, Dattelsirup, Maissirup, Glukose-Fruktose-Sirup, Sorbitol)
probiotische Lebensmittel wie Kimchi, frisches Sauerkraut, Kefir, Kombucha	Antibiotika, Schmerzmittel, Cortison
Präbiotika (Laucharten, Chicorée, Hülsenfrüchte, Wurzelgemüse, Getreide wie Roggen oder Hafer)	Genussgifte wie raffinierter Zucker, Koffein, Nikotin, Süßstoffe, Alkohol
resistente Stärke (grüne Bananen, abgekühlte Nudeln, Kartoffeln und Reis, grob zerkleinertes Getreide)	Konservierungsstoffe und Emulgatoren
regelmäßige Bewegung	Bewegungsmangel
achtsames Essen (langsam und ohne Zeitdruck, gründlich kauen, keine übermäßigen Portionen)	schnelles, unachtsames Essen
Entspannungs- und Atemübungen zur Stressreduktion	fehlende Entspannung, chronischer Stress
schleimbildende Ballaststoffe wie Leinsamen, Flohsamenschalen und Chiasamen	
lecithinreiche Nahrungsmittel wie Rapsöl, Walnüsse, Erbsen, Lupinen, Buttermilch. (Lecithin ist ein wichtiger Bestandteil der Schleimschicht des Darms.)	

Das schmeckt dem Darm und seinen Bewohnern

Eine darmgesunde Ernährung versorgt die guten Darmbakterien und hilft ihnen, sich zu vermehren.

Eine darmgesunde Ernährung ist von besonderer Bedeutung für unseren Darm. Gerade Ballaststoffe aus Obst, Gemüse, Getreide, Nüssen und Hülsenfrüchten liefern gutes Futter für unsere Darmbewohner und sorgen dafür, dass die guten Bakterien genährt werden und sich vermehren können. Bekommen sie nicht genügend Nährstoffe, können sie „verhungern" und verschwinden. Eine abwechslungsreiche Ernährung mit so wenig Weißmehl, Zucker, Süßungsmitteln und tierischen Lebensmitteln wie möglich schmeckt dem Darm und seinen Bewohnern besonders.

In der folgenden Tabelle[23] habe ich dir ballaststoffreiche und -arme Lebensmittel gegenübergestellt. So triffst du ganz sicher täglich in die richtige Wahl.

Ballaststoffreiche und ballaststoffarme Lebensmittel

	BALLASTSTOFFREICH	BALLASTSTOFFARM
Getreide	Dinkel, Gerste, Hafer, Mais, Roggen, Weizen, Kleie, Vollkornmehl, Vollkornbrot, Vollkornpasta, Getreideschrot und -flocken, parboiled oder Vollkornreis	Brötchen, Toastbrot, Weißbrot, Zwieback, Nudeln ohne Vollkornmehl, polierter (weißer) Reis, Cornflakes
Hülsenfrüchte	getrocknete Erbsen, Bohnen (weiße, rote, schwarze, braune), Kichererbsen, Linsen, Sojabohnen	
Gemüse	Artischocken, Schwarzwurzel, Topinambur, Kohl (Blumenkohl, Brokkoli, Grünkohl, Rosenkohl, Rotkohl, Weißkohl, Wirsing), Möhren, Fenchel, Kartoffeln mit Schale	gedünstete Möhren, Kartoffeln ohne Schale
Obst	Trockenfrüchte wie Datteln, Feigen, Pflaumen und Rosinen, frische Früchte, vor allem Äpfel, Birnen, Zitrusfrüchte, Beeren, Kiwis, grüne Bananen	Erdbeeren, reife Bananen
Nüsse und Saaten	Leinsamen, Flohsamenschalen, Chiasamen, Kokosraspel, Mohn, Mandeln, Macadamianüsse	
tierische Produkte		Fleisch, Fisch, Eier, Milchprodukte

Im Rezeptteil findest du einige ballaststoffreiche Rezepte, die dir und deinem Darm guttun werden. Sie halten lange satt und bieten deinen Darmbakterien genügend Futter.

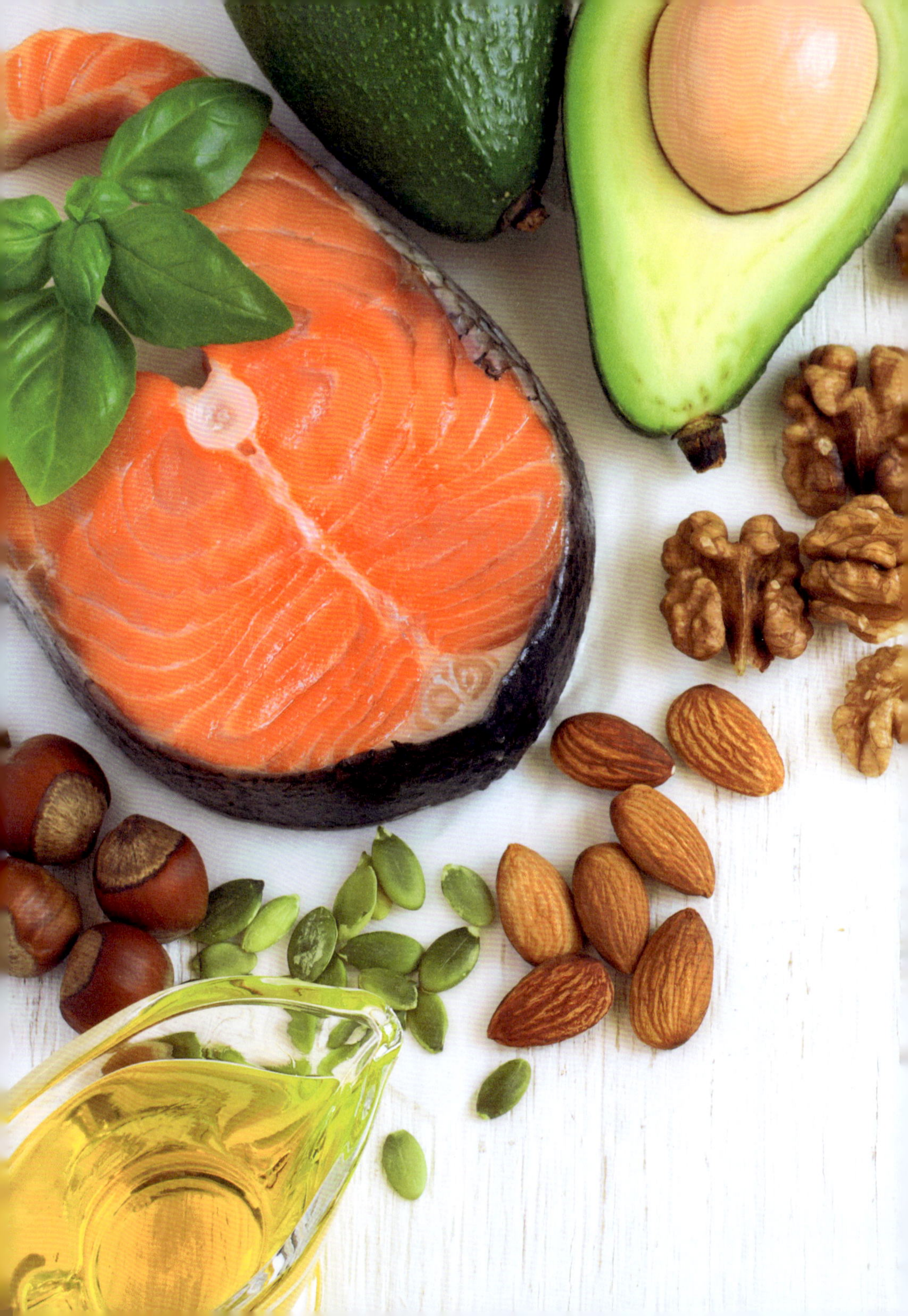

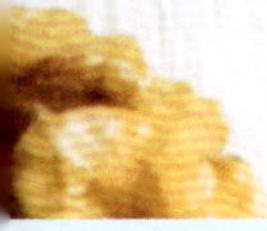

FETTE RICHTIG EINSETZEN

Fette spielen bei der entzündungshemmenden Ernährung eine wichtige Rolle. Tatsächlich herrschen hier noch die meisten Unsicherheiten, was die Verwendung in der Küche angeht und wie der Zusammenhang zwischen tierischen Fetten und chronischen Entzündungen einzuordnen ist. In diesem Kapitel bekommst du zunächst einen Überblick über die verschiedenen Fettsäuren und deren Unterschiede. Du lernst die Wichtigkeit der essenziellen Omega-3-Fettsäuren kennen und bekommst Tipps für die Praxis, um deine Omega-Balance zu finden.

Fett ist nicht gleich Fett

Mit der Nahrung nehmen wir Fette zu uns und damit auch Fettsäuren. Sie sind nicht nur wichtige Energielieferanten, sondern besitzen auch einen großen Einfluss auf unsere Gesundheit – positiv wie negativ.

Fettsäuren sind wichtige Strukturmoleküle, die beispielsweise in unseren Zellmembranen vorkommen. Auch die Schutzhülle um unsere Nervenfasern (die Myelinscheide) besteht zu 75 % aus Lipiden. Fettsäuren sind zudem für unseren (Entzündungs-)Stoffwechsel von besonderer Bedeutung. Sicher hast du schon einmal gehört, dass z. B. Möhren zusammen mit Fett gegessen werden sollen. Das liegt daran, dass Fette die fettlöslichen Vitamine E, D, K, und A sowie dessen Vorstufe Betacarotin (das in Möhren vorkommt) transportieren. Diese Vitamine kann der Körper nur zusammen mit Fett richtig verwerten.

Die wichtigsten Aufgaben von Fetten auf einen Blick

- Fette sind wichtiger Bestandteil der Zellwände.
- Sie transportieren die fettlöslichen Vitamine E, D, K und Vitamin A.
- Fette sind der Grundstoff bei der Bildung von Botenstoffen und Hormonen.
- Sie sind Geschmacks- und Aromaträger.
- Fette dienen den inneren Organen als Schutzpolster und der Wärmeisolation des Körpers.
- Sie speichern Energie und dienen zudem der Energieversorgung des Körpers.

Ganz grob unterteilt man Fette in vier verschiedene Kategorien:

- gesättigte Fettsäuren
- einfach ungesättigte Fettsäuren
- mehrfach ungesättigte Fettsäuren
- Transfettsäuren

Setze auf verschiedene Fette und Öle in der Küche, um möglichst alle gesunden Fettsäuren zu dir zu nehmen.

Gesättigte Fettsäuren: Gesättigte Fettsäuren finden sich vor allem in Fleisch, Milchprodukten, Butter und Wurstwaren. Aber auch einige pflanzliche Fette wie Palmöl, Palmkernöl und Kokosöl enthalten gesättigte Fettsäuren. Ein Zuviel an gesättigten Fettsäuren kann zu Ablagerungen an den Gefäßwänden und damit zu einem erhöhten Risiko für Herz-Kreislauf-Erkrankungen führen.[24]

Ich verwende sehr gerne Kokosöl in meiner Küche zum Backen, aber auch wenn ich etwas sehr heiß anbraten möchte. Es ist nicht grundsätzlich „verboten", Kokosöl einzusetzen, da es auch einige gesundheitlichen Vorteile mit sich bringt, jedoch sollten in der Küche Fette und Öle abwechslungsreich eingesetzt werden. Jedes Öl hat unterschiedliche Fettsäuren-Zusammensetzungen und damit verschiedene Effekte auf unseren Körper. Meine Empfehlungen zum Einsatz der verschiedenen Öle und auch meine Top 5 in der Küche findest du auf Seite 97.

Einfach ungesättigte Fettsäuren: Einfach ungesättigte Fettsäuren, wozu die Ölsäure (Omega-9) gehört, finden sich in Oliven- und Rapsöl, aber auch in Avocados. Die Ölsäure hat viele positive Effekte auf unsere Gesundheit, sie senkt das LDL-Cholesterin im Blut und gleichzeitig den Blutdruck, was das Risiko für Herz-Kreislauf-Erkrankungen verringert. Olivenöl darf gerne öfter auf deinem Speiseplan zu finden sein. In jedem Fall sollte es auch für kalte Speisen verwendet werden, da es viele sekundäre Pflanzenstoffe und Vitamin E enthält und damit eine entzündungshemmende Wirkung aufweist.

Mehrfach ungesättigte Fettsäuren: Die wichtigsten Fette für unsere Zwecke. Siehe dazu den nächsten Abschnitt!

Transfettsäuren: Bei den Transfettsäuren müssen wir noch einmal unterscheiden. Kurz- und mittelkettige Transfette gehören zu den gesättigten Fettsäuren. Diese kommen natürlicherweise in Butter, Milch, Sahne und Kokosöl vor. Diese Fettsäuren sind eher als neutral zu werten.

Langkettige Transfettsäuren sind gesundheitsschädlich und sollten gemieden werden.

Die langkettigen Transfettsäuren, die durch die Verarbeitung von verschiedenen Fetten, z. B. durch Härtung (Margarine) und bei der Herstellung von Backwaren, Knabbergebäck, Fertiggerichten und Junkfood entstehen, stehen im Verdacht, gesundheitsschädlich zu sein, und sollten im besten Fall gemieden werden. Werden Fette bei der Herstellung von Nahrungsmitteln gehärtet, ist dies auf der Zutatenliste angegeben – dort finden sich Begriffe wie „vollständig gehärtet", „gehärtet" oder „teilgehärtet".

Transfettsäuren können allerdings auch beim zu starken Erhitzen von Pflanzenölen entstehen. Daher ist auch hier ein Blick auf das Etikett wichtig, das verrät, ob Öle zum Braten, Frittieren und Backen geeignet sind oder lieber nur für die kalte Küche verwendet werden sollten.

Lebenswichtig: mehrfach ungesättigte Fettsäuren

Omega-3 und Omega-6 sind essenziell und müssen über die Nahrung zugeführt werden – auf die richtige Menge kommt es an!

Die mehrfach ungesättigten Fettsäuren Omega-3 und Omega-6 sind lebensnotwenig. Die Alpha-Linolensäure (ALA) und die Linolsäure (LA) können vom Körper nicht selbst hergestellt werden, sondern müssen mit der Nahrung aufgenommen werden. Ihr Verhältnis in unserem Körper hat einen wesentlichen Einfluss auf unsere Gesundheit. Beide Fettsäuren spielen bei der Immun-, Zell- und Hormonfunktion eine entscheidende Rolle.

Raps-, Lein- und Hanföl sowie Walnüsse und Chiasamen haben einen besonders hohen Anteil an mehrfach ungesättigten Omega-3-Fettsäuren. In fettreichem Seefisch (Lachs, Hering, Sprotte und Makrele) aus kalten Gewässern und Algen finden sich die sogenannten marinen Omega-3-Fettsäuren. Sie sind in ihrem Aufbau den menschlichen Fettsäuren näher als pflanzliche Fette, daher haben sie auch einen sehr hohen Gesundheitswert.

Omega-6-Fettsäuren finden sich vor allem in Fleisch, Eiern, fettem Käse und Milchprodukten, aber auch in einigen Pflanzenölen wie Sonnenblumen-, Distel- und Sesamöl. Sie sind zwar lebensnotwendig, sollten aber nur in Maßen genossen werden.

Omega-6

Omega-6-Fettsäuren sind hauptsächlich verantwortlich für Wachstums- und Reparaturprozesse. Sie sind ein wichtiger Bestandteil der Immunreaktion und der Zellmembranen und fördern bei Verletzungen die Blutgerinnung. Die Omega-6-Fettsäuren senken die negativen LDL-Cholesterinwerte, jedoch auch die guten HDL-Werte.

Linolsäure: Die Linolsäure (LA) ist die wichtigste Omega-6-Fettsäure. Sie trägt zum Energie- und Sauerstoff-Haushalt bei und ist wichtig für die Haut-, Zell- sowie Herzgesundheit. Zudem kommt dieser Fettsäure eine Bedeutung bei der Behandlung von Hautreizungen und Ekzemen zu. Studien lassen vermuten, sie könne möglicherweise eine präventive Wirkung bei Hautkrebs erreichen. Viele Speiseöle enthalten Linolsäure, unter anderem Distel-, Maiskeim-, Schwarzkümmel-, Sesam-, Sonnenblumen- und Weizenkeimöl.

> Linolsäure ist wichtig für Wachstums- und Reparaturprozesse und ein wichtiger Akteur der Immunabwehr.

Arachidonsäure: Die Arachidonsäure (AA) ist eine Omega-6-Fettsäure und wird aus Linolsäure hergestellt, daher wird sie semiessenzielle Omega-6-Fettsäure genannt. Durch die Arachidonsäure werden Gewebshormone produziert, die freie Radikale bilden. Diese sind notwendig, um den Körper vor Viren, Bakterien und anderen Krankheitserregern zu schützen. Die AA ist Teil der Immunreaktion, bei der Entzündungen ausgelöst werden.

> Arachidonsäure ist Teil der Immunabwehr und wird vom Körper nur hergestellt, wenn sie benötigt wird.

Arachidonsäure wird in der Regel nur gebildet, wenn sie benötigt wird. Allerdings steckt in tierischen Lebensmitteln bereits eine beachtliche Menge an Arachidonsäure, die Entzündungen entfachen und fördern kann.

Problematisch ist zudem, dass im Gegensatz zu anderen Fetten bei der AA nur 10 % der Zufuhr für die Energiegewinnung verwendet werden, der Rest wird im Gewebe eingelagert. Das kann wiederum dazu führen, dass eine Entzündungsaktivität durch zusätzliche Entzündungsbotenstoffe aus dem Gewebe befeuert wird. Gerade bei chronisch-entzündlichen Erkrankungen wie Multipler Sklerose oder Rheuma ist dies kritisch.

Bei einer durchschnittlichen Ernährung kann es vorkommen, dass bis zu 30 g Arachidonsäure in den körpereigenen Speichern angehäuft werden. Für eine Immunreaktion wird allerdings nur ein Bruchteil dessen benötigt. Im Folgenden findest du eine Tabelle mit dem Gehalt an Arachidonsäure in Lebensmitteln[25].

Arachidonsäure in Lebensmitteln

LEBENSMITTEL (JE 100 G)	ARACHIDONSÄURE (mg)
Magerquark	0
Kuhmilch (1,5 % Fett)	2
Joghurt (3,5 % Fett)	4
Hackfleisch gemischt	20
Gouda (45 % Fett i. Tr.)	29
Schlagsahne (30 % Fett)	32
Hühnerei (Gesamtei)	70
Butter	110
Leberwurst	200
Hühnereigelb	210
Hähnchenschenkel mit Haut	330
Schweineleber	490
Schweineschmalz	1700

Omega-3

Die Omega-3-Fettsäure Alpha-Linolensäure (ALA) ist essenziell und findet sich vornehmlich in pflanzlichen Ölen, Nüssen und Ölsaaten. Besonders reich an ALA ist mit ca. 60 % Leinöl, gefolgt von Hanföl (20 %) und Rapsöl (9 %), aber auch Walnüsse, Chiasamen sowie Macadamia- und Pekannüsse können mit Omega-3-Fettsäuren punkten. Die beiden in Fisch vorkommenden Omega-3-Fettsäuren heißen Eicosapentaensäure (EPA) und Docosahexaensäure (DHA).

Die Alpha-Linolensäure wird im Körper zu einem geringen Teil (ca. 1–5 %) in EPA umgewandelt. Neueste Studien haben ergeben, dass eine Synthetisierung in DHA so gut wie gar nicht stattfindet. EPA und DHA können daher nicht von der Alpha-Linolensäure ersetzt werden. DHA ist eine wesentliche Strukturfettsäure unseres Gehirns und muss direkt zugeführt werden.

Eine unzureichende Versorgung mit Omega-3-Fettsäuren steht unter anderem in Zusammenhang mit dem vermehrten Auftreten verschiedener Erkrankungen. Eine schützende Wirkung von EPA und DHA wird auch bei entzündlichen und neurologischen Erkrankungen diskutiert.

Wofür genau brauchst du die Omega-3-Fettsäuren EPA und DHA?

- Sie haben eine schützende Wirkung auf Nerven und Gefäße.
- Sie sind wichtig für ein funktionierendes Immunsystem.
- Sie tragen zur normalen Entwicklung des Gehirns, der Nerven und des Sehvermögens bei.
- Sie haben einen positiven Einfluss auf Konzentrations- und Aufmerksamkeit.
- Sie haben eine antientzündliche Wirkung.
- DHA ist bei der Übertragung von Signalen zwischen Gehirn und Nerven beteiligt.

EPA und DHA können die Bildung von Entzündungsbotenstoffen hemmen.

Der Tagesbedarf an Omega-3 kann leider nur teilweise über die Nahrung gedeckt werden. Um auf die Empfehlung bei chronisch-entzündlichen und neurodegenerativen Erkrankungen von 2.000 – 4.000 mg am Tag zu kommen, müsste man täglich je nach Fischart 100 bis 3.000 g fettreichen Fisch verzehren. Diese hohe Verzehrmenge ist weder machbar noch empfehlenswert, da wir mit einer zunehmenden Schadstoffbelastung von Meeresfisch konfrontiert sind.

Die Omega-Balance

Die Omega-3-Fettsäuren fungieren als Gegenspieler zu den Omega-6-Fettsäuren. Ein ausgewogenes Verhältnis dieser Fettsäuren ist für unsere Gesundheit von besonderer Bedeutung. EPA und DHA und können die Bildung von Entzündungsbotenstoffen hemmen und wirken chronischen Entzündungsprozessen entgegen, die an der Entstehung von zahlreichen Zivilisationskrankheiten beteiligt sind. Durch eine entsprechende Zufuhr an EPA ist es zudem möglich, die Arachidonsäure, die sich im Gewebe angereichert hat, zu verdrängen.

Dennoch sind Omega-3-reiche Öle wie auch Nüsse, Saaten und Kerne wichtig, um für eine optimale Omega-Balance zu sorgen und die Umwandlung der Omega-6-Fettsäure in entzündungsfördernde Fettsäuren zu unterbinden bzw. zu verringern.

Meine Empfehlung zu EPA und DHA

Meiner Erfahrung nach ist es empfehlenswert, den Tagesbedarf an EPA und DHA durch eine Nahrungsergänzung mit Fisch- oder Algenöl zu decken. Bei den Präparaten sollte auf eine hohe Qualität geachtet und die Laboranalysen der Hersteller eingesehen werden.

Der TOTOX-Wert gibt an, wie frisch das Öl ist – je höher der Wert, desto ranziger das Öl. Zudem kannst du in den Laboranalysen nachschauen, ob regelmäßige Rückstandskontrollen auf Umweltgifte durchgeführt werden.

Die Einnahme solltest du aufgrund von Wechselwirkungen mit anderen Medikamenten in jedem Fall mit einem Arzt besprechen! Es kann zudem empfehlenswert sein, eine Fettsäureanalyse durchzuführen, um den aktuellen Status zu ermitteln. Dieser Test wird als Trockenbluttest für zu Hause angeboten. Du bekommst mit deiner Auswertung sogleich einige Handlungsempfehlungen, um deinen Fettsäure-Status und deine Omega-Balance zu verbessern.

Damit Omega-3-Fettsäuren richtig aufgenommen und synthetisiert werden können, sollte deine Ernährung nicht zu viele Omega-6-Fettsäuren enthalten. Beide Fettsäuren werden mithilfe desselben Enzyms verstoffwechselt. Wenn zu viel Linolsäure (Omega-6) aufgenommen wird, fehlen Enzyme für die Verstoffwechselung von Alpha-Linolensäure in EPA und DHA. Das von der Deutschen Gesellschaft für Ernährung (DGE) empfohlene Verhältnis von Omega-6 zu Omega-3 liegt bei 5:1. Bei chronisch-entzündlichen Erkrankungen sollte das Verhältnis etwas darunter, bei 2,5 bis 3:1 liegen.

Unsere heutige westliche Durchschnittsernährung weist eher ein Verhältnis von 15 bis 20:1 auf. Omega-6 steckt vor allem in Sonnenblumen-, Distel- und Maiskeimöl, tierischem Fett, in einigen Nüssen, Getreide und Fertigprodukten.

Bevor ich dir einige praktische Tipps an die Hand gebe, müssen wir ein Thema noch genauer betrachten: Sonnenblumenöl.

Sonnenblumenöl solltest du aus der Küche verbannen, es enthält zu viele Omega-6 Fettsäuren.

Sonnenblumenöl solltest du aus deiner Küche verbannen. Es hat einen sehr hohen Anteil an Omega-6 und gehört nicht in eine Ernährung bei Multipler Sklerose.

Zudem solltest du dir beim Einkaufen einmal Zeit nehmen und die Zutatenlisten genauer anschauen. Es versteckt sich sehr oft Sonnenblumenöl in industriell hergestellten Nahrungsmitteln. Es ist günstig, aber eben reich an Omega-6. Mit vielen Produkten, die Sonnenblumenöl enthalten, bringst du deine Omega-Balance durcheinander und wirst es kaum schaffen, sie wieder auszugleichen. Auch ein Fisch- oder Algenöl wird dem nicht ausreichend gegensteuern können.

Enthält ein Produkt doch Sonnenblumenöl, dann frage dich:

- Kommt dieses Produkt täglich auf den Tisch?
- Wie viel esse ich von diesem Produkt?
- Gibt es eine Alternative, z. B. mit Rapsöl?
- Kann ich es selbst machen?

Diese Fragen helfen dir dabei, abzuwägen, ob es eine Ausnahme ist oder doch in der täglichen Ernährung seinen Platz hat. Inzwischen lässt sich Sonnenblumenöl gut vermeiden, da von der Lebensmittelindustrie mittlerweile öfter Rapsöl verwendet wird.

Die folgende Tabelle gibt dir einen Anhaltspunkt über die meistverwendeten Fette und Öle mit ihrem Omega-6- zu Omega-3-Verhältnis. Eine detaillierte Liste mit Fetten, Ölen, Nüssen, Saaten und Kernen findest du in den Listen ab Seite 204.

Pflanzliche Öle und ihr Fettsäuregehalt (g pro 100 g)[26]

	GESÄTTIGTE FETTSÄUREN	EINFACH UNGESÄTTIGTE FETTSÄUREN	MEHRFACH UNGESÄTTIGTE FETTSÄUREN		VERHÄLTNIS OMEGA-6 : OMEGA-3
pflanzliche Öle		Ölsäure (Omega-9)	Linolsäure (Omega-6)	Alpha-Linolensäure (Omega-3)	
Leinöl	10	18	14	53	1:4
Hanföl	11	12	56	22	1:3
Rapsöl	9	52	22	10	2:1
Walnussöl	11	15	56	12	4:1
Olivenöl	15	70	8	0,9	9:1
Sojaöl	14	23	53	8	7:1
Sonnenblumenöl	11	24	63	0,2	315:1

Aufgrund seines hohen Gehalts an gesundheitsförderlicher Ölsäure würde ich Olivenöl immer einem Sojaöl vorziehen, da der Gehalt an Omega-6 den bei Olivenöl deutlich übersteigt. Zudem enthält Olivenöl reichlich Omega-9 (Ölsäure), dem weitere gesundheitsförderliche Effekte zugeschrieben werden.

Finde deine Omega-Balance

Damit du dich nicht mit irgendwelchen Smartphone-Apps oder sogar mit dem Taschenrechner hinsetzt und dein Omega-6-zu-Omega-3-Verhältnis ausrechnest, habe ich dir ein paar Tipps zusammengestellt, wie du deine tägliche Omega-Balance im Blick behalten kannst, damit du es im Alltag einfacher hast.

Ich selbst bin kein Freund von Verboten, sondern denke, eine ausgewogene Ernährung mit 80 % Konsequenz und 20 % Ausnahme sind praktikabler als strenge Regeln, die keinen Spaß machen und eher als Einschränkung empfunden werden. Trotzdem solltest du bei den Fetten noch mal ganz besonders achtgeben.

Empfehlungen für eine gute Omega-Balance

MEHR DAVON	WENIGER DAVON
fetter Seefisch (Lachs, Makrele, Hering, Forelle)	Wurst und Fleisch aus Stallhaltung (Schweinefleisch, Rindfleisch)
Saaten und Kerne (Hanfsamen, Leinsamen, Chiasamen)	Omega-6-reiche Saaten und Kerne (Sonnenblumenkerne, Sesam, Kürbiskerne)
kaltgepresste native Omega-3-reiche Pflanzenöle (Leinöl, Hanföl, Chia-Öl, Walnuss- und Rapsöl)	Omega-6-reiche Öle (Sonnenblumenöl, Distelöl, Erdnussöl, Kürbiskernöl, Sesamöl, Sojaöl)
Nüsse (Walnüsse, Cashews, Macadamia- und Pekannüsse, Maronen)	Omega-6-reiche Nüsse (Haselnüsse, Paranüsse, Erdnüsse)
Fleisch und Milchprodukte aus Weidehaltung in Maßen – Qualität statt Quantität!	fette Milchprodukte und Käse aus Massentierhaltung/Stallhaltung
	Fertigprodukte, Frittiertes und fette Backwaren

Reduziere Lebensmittel mit hohem Omega-6-Anteil und kombiniere außerdem mit einer Omega-3-Quelle.

Um täglich etwas für die Omega-Balance zu tun, empfehle ich, Lebensmittel, die viele Omega-6-Fettsäuren enthalten, zu reduzieren oder immer mit einer Omega-3-Quelle zu kombinieren. Das blockiert die Umwandlungsprozesse der Linolsäure in die entzündungsfördernde Arachidonsäure.

Auch beim Verzehr von tierischen Produkten, in denen bereits Arachidonsäure enthalten ist, wie beispielsweise Fleisch, Milchprodukte und Käse, empfiehlt sich eine Kombination mit Omega-3-reichen Lebensmitteln.

Bei tierischen Nahrungsmitteln solltest du in jedem Fall auf Qualität setzten und auf Produkte aus Weidehaltung zurückgreifen. Durch die Grasfütterung können sich im Gegensatz zur Stallhaltung mehr Omega-3-Fettsäuren anreichern und Omega-6 wird reduziert. Gleiches gilt selbstverständlich auch bei Eiern. Setze zudem auf fettarme tierische Nahrungsmittel, denn je weniger Fett, desto weniger entzündungsfördernde Arachidonsäure.

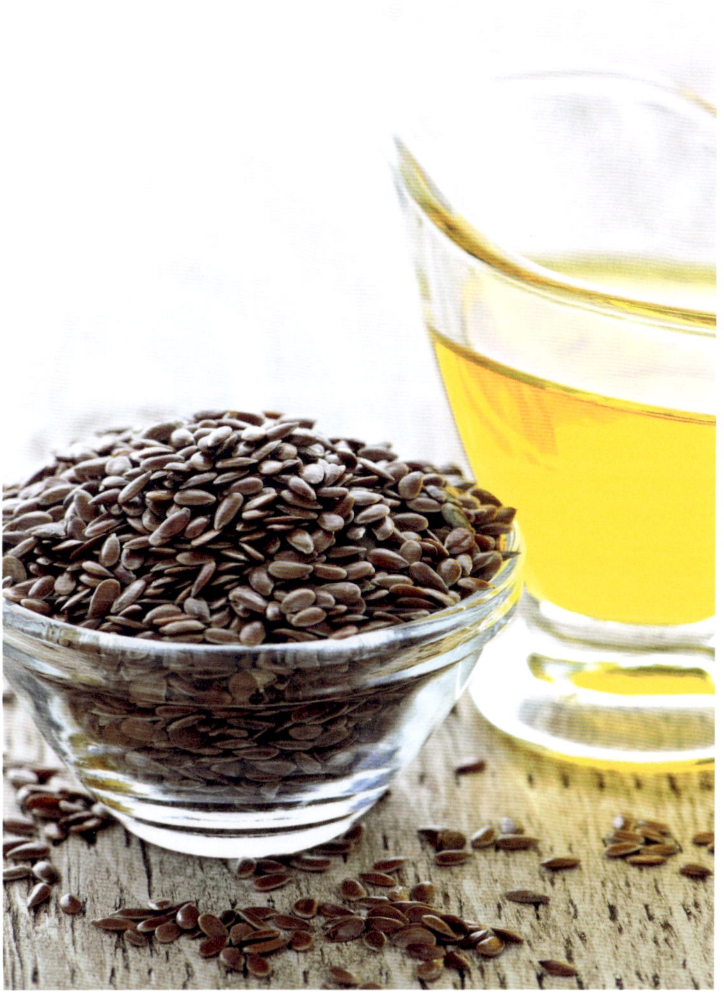

Leinsamen besitzen knapp 30 Prozent mehrfach ungesättigte Omega-3-Fettsäuren – das ist sogar mehr als in Fisch

Das könnte in der Praxis wie folgt aussehen:

Spaghetti Bolognese mit Hackfleisch
Brate dein Hackfleisch in Rapsöl an und iss dazu einen Salat mit einem Dressing aus Raps- und Leinöl.

Gekaufter Aufstrich mit Sonnenblumenöl und/oder Sonnenblumenkernen
Nach der ersten Portion gib einfach etwas Leinöl in das Gläschen und verrühre es gut.

Hummus mit Tahini
Gib statt nur Raps- oder Olivenöl noch einen Schuss Leinöl in dein Hummus.

Ofenkartoffel mit Kräuterquark
Gib 1 EL Leinöl in deinen Kräuterquark, dazu etwas Senf – lecker!

Porridge mit Joghurt
Gib 1 EL Leinöl in dein fertiges Porridge. Nutze es in der Kombination mit Zimt.

Backe, backe Kuchen
Verwende zum Backen statt Butter oder Margarine lieber Kokosöl oder Rapsöl – auch in Kombination.

Meine Empfehlung ist, generell eine Reduktion von tierischen Nahrungsmitteln anzustreben und auf eine pflanzenbetonte Ernährungsweise zu setzen. Verarbeitete Fleischwaren wie Aufschnitt solltest du durch pflanzliche Aufstriche, Avocado oder gegen ein Frühstück wie Porridge, Budwig-Creme oder Smoothie Bowls ersetzen – mehrere Rezepte dazu findest du im Rezeptteil des Buches!

Milch und Milchprodukte

Kuhmilch ist seit einigen Jahren in Verruf geraten. Nicht nur wegen der enthaltenen gesättigten Fettsäuren und der entzündungsfördernden Arachidonsäure, sondern vor allem wegen ihres Milcheiweißes Alpha-S1-Kasein. In einer aktuellen Studie der Universität Bonn von 2022 an Mäusen mit einer MS-ähnlichen Erkrankung konnte bei isolierter Gabe von Kasein mit einem Wirkverstärker eine vermehrte Entzündungsaktivität gegen die Isolierschicht der Nervenfasern nachgewiesen werden. Die Forschenden leiten aus dieser Studie ab, dass Kasein eine ähnliche Wirkung bei MS-Erkrankten haben könnte. Dies könnte vornehmlich bei Menschen der Fall sein, die eine Allergie auf das Milcheiweiß haben oder zumindest eine Unverträglichkeit. Ein gesichertes Studienergebnis, das Rückschlüsse auf die Auswirkungen beim Menschen zulässt, gibt es allerdings nicht.[27]

Meiner Meinung nach sind Tierstudien erst einmal mit Vorsicht zu genießen. Zum einen haben die Mäuse keine MS und zum anderen wird den Tieren oft hoch dosiert und isoliert ein bestimmter Wirkstoff verabreicht, den wir so in unserer täglichen Ernährung nicht zu uns nehmen würden. Das ist auch hier der Fall. Wenn du allerdings für dich feststellst, dass dir Milch nicht sonderlich gut bekommt, solltest du sie in jedem Fall meiden oder reduzieren.

Generell sollten fette Milchprodukte aufgrund ihres hohen Anteils an gesättigten Fettsäuren und Arachidonsäure nur in kleinen Mengen konsumiert werden. Stattdessen gilt auch hier: Qualität vor Quantität, und du solltest auf Produkte aus Weidemilch zurückgreifen, die einen geringen Fettgehalt haben.

Setze bei Milch und Milchprodukten auf Qualität. Nutze fettarme Produkte aus Weidehaltung.

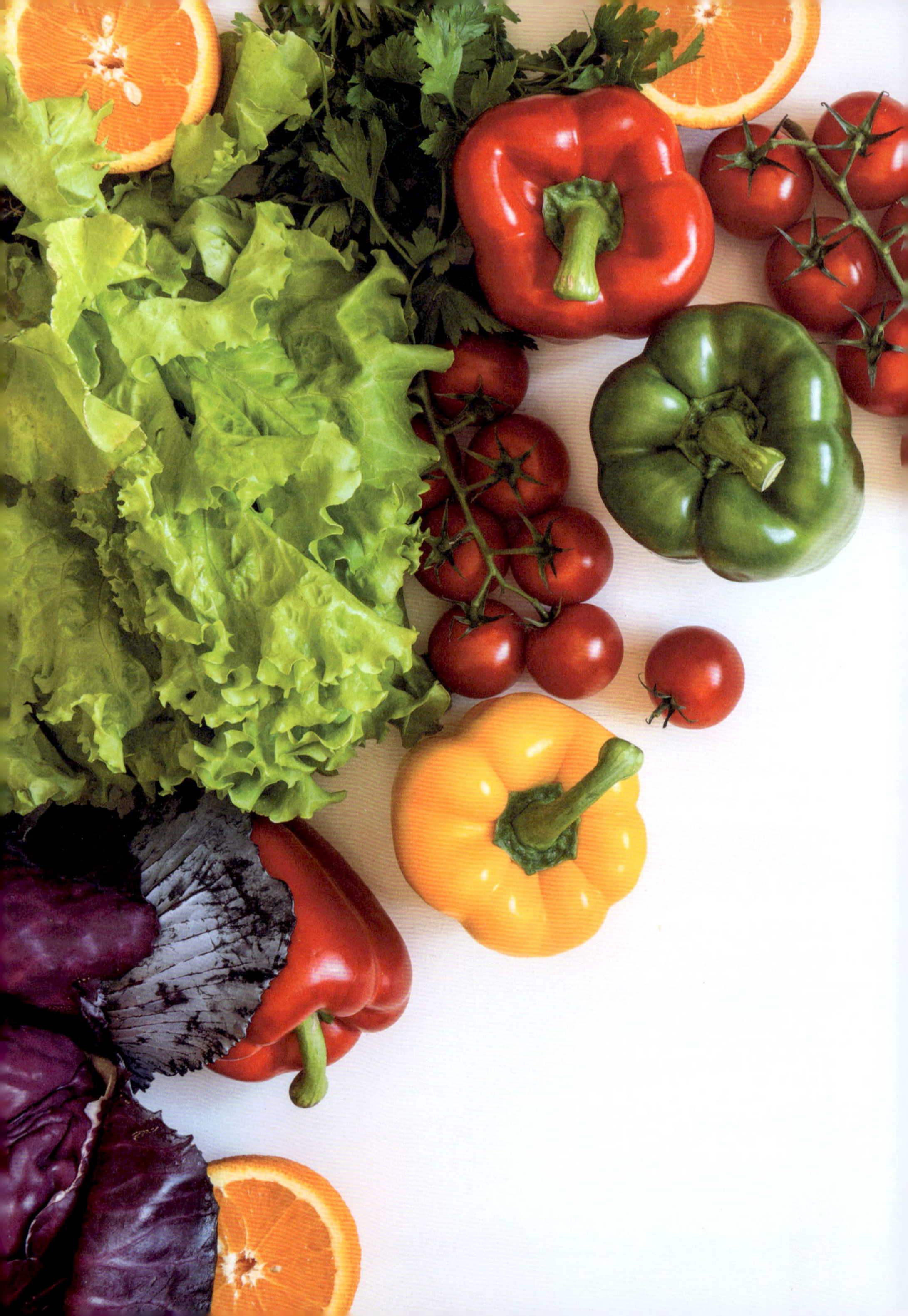

ANTIOXIDANTIEN – SCHUTZ DER ZELLEN

Unser Körper hat ein sehr gutes Schutzsystem im Kampf gegen freie Radikale. Die benötigten Antioxidantien kann der Körper entweder selbst herstellen (z. B. Enzyme, Hormone und Stoffwechselprodukte) oder sie müssen von außen mit der Nahrung zugeführt werden. Zu diesem Antioxidationssystem gehören bestimmte Vitamine, Mineralstoffe und sekundäre Pflanzenstoffe. Alles, was du dazu wissen musst, erfährst du in diesem Kapitel.

Die bunte Welt der sekundären Pflanzenstoffe

Antioxidative Nährstoffe schützen unsere Zellen vor freien Radikalen und verhindern oxidativen Stress.

Die Wichtigkeit der Antioxidantien habe ich zu Beginn des Buches bereits kurz angeschnitten. Antioxidative Nährstoffe sind bedeutsame Radikalfänger und Schutzmechanismen, die die Bildung von freien Radikalen hemmen. Sie geben den freien Radikalen, die sich auf der Suche nach einem fehlenden Elektron befinden, freiwillig eines ihrer Elektronen ab. Die freien Radikale werden somit besänftigt, die Körperzellen bleiben geschützt und oxidativer Stress wird unterbunden. Die Antioxidantien werden selbst nie zu einem freien Radikal, daher kann keine weitere Oxidation mit ihnen stattfinden.

Unsere heutige Lebensweise sorgt dafür, dass die Belastung durch freie Radikale immer weiter zunimmt. Abgase, Pestizide, UV-Strahlung, Zigarettenrauch, Alkohol, eine ungesunde Ernährungsweise und Konservierungsstoffe belasten unsere Zellen jeden Tag mit tausenden freien Radikalen. Diese Zahl lässt vermuten, dass wir richtig viele Antioxidantien benötigen, um die bösen Sauerstoffmoleküle zu besänftigen. Unsere durchschnittlichen Ernährungsgewohnheiten mit einem Übermaß an tierischen Nahrungsmitteln, Getreide und nährstoffarmem Junkfood liefern nur einen minimalen Anteil an antioxidativen Nährstoffen. Eine pflanzenbasierte Ernährung mit viel frischem Obst und Gemüse, nativen Pflanzenölen, Nüssen, Saaten und einer breiten Palette an Kräutern und Gewürzen hingegen ist den Aufgaben eines Radikalfängers durchaus gewachsen.

Sekundäre Pflanzenstoffe sind Farb-, Duft- und Aromastoffe von Pflanzen. Sie werden im Reifeprozess gebildet und sind in reifen Früchten besonders reichlich vorhanden. Sekundäre Pflanzenstoffe werden in unterschiedliche Gruppen eingeteilt. In der wohl bekanntesten Gruppe, den Flavonoiden, finden sich ca. 8.000 verschiedene Substanzen. Die Welt der sekundären Pflanzenstoffe ist so komplex, dass bis heute noch nicht alle von ihnen erforscht wurden. Schätzungen zufolge geht die Wissenschaft von ca. 250.000 verschiedenen Stoffen aus.

Sekundäre Pflanzenstoffe haben viele positive Einflüsse auf unsere Gesundheit. Sie können das Risiko für Herz-Kreislauf-Erkrankungen senken, haben cholesterinsenkende Effekte, wirken Alterungsprozessen der Haut entgegen und haben eine schützende Wirkung auf unsere Knochen und ein äußerst hohes antioxidatives Potenzial zum Schutz vor freien Radikalen.

> Sekundäre Pflanzenstoffe haben neben ihrer antientzündlichen Wirkung noch viele weitere positive Effekte auf unsere Gesundheit.

Sekundäre Pflanzenstoffe, Vorkommen und therapeutische Wirkung[28]

SEKUNDÄRER PFLANZENSTOFF	VORKOMMEN	THERAPEUTISCHE WIRKUNG
Carotinoide	Karotten, Tomaten, Paprika, Mais, grünes Gemüse (Spinat, Grünkohl), Grapefruit, Marillen, Melonen, Kürbis	beugen Krebs vor, wirken antioxidativ, stärken das Immunsystem, senken den Cholesterinspiegel
Flavonoide	Äpfel, Auberginen, Birnen, Trauben, Kirschen, Zwetschgen, Beerenobst, Zwiebel, Grünkohl, Soja, schwarzer und grüner Tee	beugen Krebs vor, wirken gegen Bakterien, Viren, Pilze und antioxidativ, beugen Blutgerinnseln vor, stärken das Immunsystem, hemmen Entzündungen, regulieren den Blutdruck, normalisieren den Blutzuckerspiegel
Glukosinolate	alle Kohl- und Krautarten, Rettich, Radieschen, Kresse, Senf	beugen Krebs vor, wirken gegen Bakterien, Viren, Pilze, senken den Cholesterinspiegel
Monoterpene	Kräuter wie Minze, Ingwer, Zitrusfrüchte, Gewürze wie Kümmel	beugen Krebs vor, wirken antioxidativ, normalisieren den Blutzuckerspiegel

▶▶

SEKUNDÄRER PFLANZEN-STOFF	VORKOMMEN	THERAPEUTISCHE WIRKUNG
Phyto-östrogene	(Vollkorn-)Getreide und Hülsenfrüchte (z. B. Sojabohnen), Ölsaaten (z. B. Leinsamen)	beugen Krebs vor, wirken antioxidativ, stärken das Immunsystem
Phytosterine	Nüsse, Pflanzensamen (Sonnenblumenkerne, Sesam, Soja), Hülsenfrüchte	beugen Krebs vor, wirken gegen Bakterien, Viren, Pilze, stärken das Immunsystem, senken den Cholesterinspiegel
Protease-Inhibitoren	Hülsenfrüchte, Getreide, z. B. Soja, Reis, Mais, Hafer, Weizen sowie Kartoffeln	beugen Krebs vor, wirken antioxidativ, normalisieren den Blutzuckerspiegel
Saponine	Hülsenfrüchte, Soja, Spargel, Hafer, Süßholzwurzel (Lakritze)	beugen Krebs vor, senken den Cholesterinspiegel
Sulfide	Zwiebel, Lauch, Knoblauch, Schnittlauch, Kohlgewächse	beugen Krebs vor, wirken gegen Bakterien, Viren, Pilze und antioxidativ, beugen Blutgerinnseln vor, stärken das Immunsystem, hemmen Entzündungen, regulieren den Blutdruck, senken den Cholesterinspiegel

Besonders entzündungshemmende Vertreter finden sich in einigen Untergruppen der Flavonoide, zu denen Quercetin, Curcumin, Resveratrol, Capsaicin und Bromelain gehören. Diese Flavonoide finden sich in Obst, Gemüse, Kräutern und Gewürzen. Eine abwechslungsreiche Ernährung mit regionalen und saisonalen Lebensmitteln ist sehr zu empfehlen, da die sekundären Pflanzenstoffe in reifen Früchten besonders reichlich enthalten sind. Den Hauptteil des Obstes und Gemüses in deiner Ernährung solltest du unbedingt regional kaufen, um von all den wunderbaren Wirkungen der Inhaltsstoffe zu profitieren.

Curcumin – Gewürz des Lebens

Der gelbe Pflanzenfarbstoff Curcumin ist in der Kurkumawurzel zu finden. Kurkuma ist Hauptbestandteil von Currygewürzmischungen. Curcumin wird bereits seit tausenden von Jahren in der traditionellen chinesischen Medizin (TCM) als Heilmittel angewendet. Ihm werden positive Effekte auf Alzheimer, chronische Entzündungen, Gelenkschmerzen, Schlaganfall und Verdauungsbeschwerden nachgesagt, die bereits in einigen kleineren Studien untersucht wurden. Es konnten antientzündliche Wirkungen bei Arthrose und rheumatoider Arthritis dokumentiert werden.

Curcumin wirkt antioxidativ und verhindert die Entstehung von freien Radikalen. Verwende es regelmäßig in der Küche. Die Kombination mit Fett und schwarzem Pfeffer (Piperin) sorgt dafür, dass die Bioverfügbarkeit, also die Wirkung im Körper, verbessert wird.

> Sekundäre Pflanzenstoffe können leicht überdosiert werden, daher solltest du eine langfristige Anwendung immer mit einem Arzt absprechen.

Eines ist bei all den gesundheitlichen Vorteilen wichtig zu erwähnen: Sekundäre Pflanzenstoffe können leicht überdosiert werden, daher ist eine langfristige Anwendung als Nahrungsergänzung erst einmal nicht sinnvoll und in jedem Fall mit einem Arzt abzusprechen, da auch hier viele Wechselwirkungen mit verschiedenen Medikamenten auftreten können.

Vitalstoffe als wichtige Radikalfänger

Unser Körper hat ein gut funktionierendes Schutzsystem. Das Zusammenspiel der Antioxidantien ist dabei von besonderer Bedeutung. Die Vitamine C und E und die Mineralstoffe Selen und Zink, in ihrer Gesamtheit Vitalstoffe genannt, sind Bestandteil dieses antioxidativen Systems. Sie verhindern die Entstehung von oxidativem Stress und sind wichtige Radikalfänger. Die wichtigsten davon stelle ich dir im Folgenden vor.

Kombiniere pflanzliches Eisen immer mit Vitamin-C-reichem Obst oder Gemüse.

Vitamin C (Ascorbinsäure): Vitamin C ist wasserlöslich und kommt vornehmlich in frischem Obst und Gemüse vor. Es ist an vielen Stoffwechselprozessen beteiligt und unter anderem für den Aufbau und Erhalt von Knochen, Knorpel, Bindegewebe, Zähnen und Zahnfleisch von Bedeutung. Vitamin C ist außerdem ein wichtiges Antioxidans im Kampf gegen freie Radikale. Es wirkt zellschützend und Oxidationsprozessen entgegen. Vitamin C stärkt das Immunsystem gegen Viren und Bakterien, indem die Produktion von Antikörpern angekurbelt wird. Außerdem ist es an der Herstellung von verschiedenen Hormonen und Botenstoffen beteiligt und sorgt für eine bessere Aufnahme von pflanzlichem Eisen im Darm.

Mit Vitamin C werden wir aus Obst, Gemüse und Kräutern versorgt. Der Gehalt hängt von mehreren Faktoren ab, etwa von Erntezeitpunkt, Transport, Dauer der Lagerung und später in unserer Küche auch von der Zubereitung. Der Vitamin-C-Gehalt sinkt bei zu langem Kochen und Wässern, daher sollte Vitamin-C-haltiges Gemüse sehr schonend gegart werden.

Besonders reich an Vitamin C sind: Brokkoli, Fenchel, Gartenkresse, Grünkohl, Hagebutte, Paprika, Petersilie, Sanddorn, schwarze Johannisbeere, Stachelbeere und Zitrusfrüchte.[29]

Vitamin E (Tocopherole): Vitamin E ist ein fettlösliches Vitamin und kann nur in Verbindung mit Fett aus der Nahrung im Körper aufgenommen werden. Es ist empfindlich gegen Licht, Sauerstoff und wiederholtes Erhitzen, daher sollten Vitamin-E-reiche Öle lichtgeschützt und kühl aufbewahrt werden. Vitamin E ist ein Antioxidationsvitamin, das die körpereigenen Strukturen vor freien Radikalen schützt und zusätzlich die Schäden an der dünnen Schicht, die die Zelle umschließt (Zellmembran), stabilisiert. Es ist wichtig für die Bildung von Gewebshormonen, die die Blutgerinnung und die Entzündungsreaktion steuern. Vitamin E kann sich auch positiv auf das Gedächtnis auswirken, indem es unser Erinnerungsvermögen stärkt.

Vitamin E finden wir in pflanzlichen Lebensmitteln, vor allem in Ölen wie Rapsöl, Mais- und Weizenkeimöl, aber auch Sonnenblumen- und Sojaöl. Durch die meisten Gemüsesorten, Nüsse und Saaten werden wir zudem täglich damit versorgt.[30]

Zink: Zink ist eines der am häufigsten im Körper vorkommenden Spurenelemente. 98 % des Zinkvorkommens im Körper findet sich in unseren Zellen, vor allem in Prostata, Eierstöcken und Knochen. Das Antioxidans ist in über 70 Enzymen enthalten und an zahlreichen Stoffwechselprozessen beteiligt. Es unterstützt den Auf- und Abbau von Kohlenhydraten, Fetten und Proteinen. Das Spurenelement ist zudem ein wichtiger Bestandteil des Immunsystems und schützt unsere Zellen vor oxidativem Stress. Es unterstützt die Wundheilung und spielt eine wesentliche Rolle bei der Umwandlung von Beta-Carotin in Vitamin A.

Zink kommt in Eiern, Geflügel, Buchweizen, Hülsenfrüchten, Ölsaaten, Pilzen, Käse, Nüssen, Rindfleisch, Schweinefleisch und Vollkorngetreide vor.

Selen: Selen ist ein essenzielles Spurenelement und ein wichtiges Antioxidans. Es ist Bestandteil verschiedener Enzyme und Proteine und an der Produktion der Schilddrüsenhormone und Spermien beteiligt. Außerdem bindet es Schwermetalle im Körper und ist an antioxidativen Prozessen beteiligt, die freie Radikale abwehren und die Zellen vor oxidativem Stress schützen. Vor allem schützt es uns vor Oxidationsprozessen, die bei der Entstehung vieler Krankheiten bedeutsam sind. Selen kommt im Körper vor allem in Gehirn, Nerven, Leber, Niere, Lunge, Muskulatur, Herz und Schilddrüse vor.

Selenhaltige Lebensmittel sind Vollkorngetreide, Soja, Knoblauch, Hefe (Selenhefe), Fisch, Meeresfrüchte, Fleisch, Eier, Kokosnuss und Paranüsse. Selen aus pflanzlichen Quellen kann offenbar besser vom Körper aufgenommen werden, daher sind wir auch mit einer pflanzenbasierten Kost gut versorgt.

Vitamin D, das Sonnenvitamin

Vitamin D kann unser Körper mithilfe von Sonnenstrahlung über die Haut bilden.

Vitamin D wird als das Sonnenvitamin bezeichnet, da es mithilfe von UV-B-Strahlung synthetisiert wird. Es ist eines der wenigen Vitamine, das unser Körper selbst herstellen kann. Für eine ausreichende Produktion von Vitamin D (Cholecalciferol – D3) über die Haut ist es wichtig, ausreichend ultraviolettes Licht zur Verfügung zu haben. Zusätzlich müssen die Sonnenstrahlen in einem bestimmten Winkel auf die Haut treffen, um Vitamin D produzieren zu können. Die beste Zeit für ein kurzes Sonnenbad ist in der Zeit von 10 bis 14 Uhr, wenn die Sonne im richtigen Winkel steht.

Die Haut eines jungen Erwachsenen kann in den Monaten März bis Oktober innerhalb von 15 bis 30 Minuten ca. 10.000 bis 20.000 I.E. (Internationale Einheiten) produzieren. Hierzu müssen die Bedingungen optimal sein und so viel freie Haut wie möglich Kontakt mit der Sonne haben. Aber Vorsicht – viel hilft nicht viel! Achte bei einem längeren Sonnenbad in jedem Fall auf einen entsprechenden Sonnenschutz zum Schutz vor Hautkrebs. In den Wintermonaten ist eine ausreichende Aufnahme über die Haut problematisch, da die Sonne zu tief und damit in einem schlechten Winkel steht.

Vitamin D ist wichtig für die Konchengesundheit und ein wichtiger Akteur im Immunsystem.

Beim Vitamin D handelt es sich zwar um ein Vitamin, es verhält sich aber wie ein Prohormon, da es viele Steuerungsprozesse im Körper übernimmt. Die Hauptaufgabe des Vitamin D besteht in der Kalzium- und Phosphataufnahme und ist mitverantwortlich für gesunde Knochen und Zähne. Vitamin D ist auch ein wichtiger Akteur im Immunsystem und hat Einfluss auf den Zyklus der Frau und die Hormonsynthese beim Mann. Außerdem beeinflusst es das Herz-Kreislauf-System, die Funktion von Muskeln und Nerven und deren Zusammenspiel. Studien zeigen auch positive Effekte auf die Psyche und dass es bei depressiven Verstimmungen zur Verbesserung beitragen kann.

Wichtig ist mir hier, den Zusammenhang zwischen Vitamin D und Multipler Sklerose herzustellen, denn in Studien konnte festgestellt werden, dass MS in nördlichen Breitengraden, wo die Sonneneinstrahlung geringer ist, häufiger auftritt. Auch ein niedriger Vitamin-D-Spiegel zeigte sich in Korrelation mit dem vermehrten Auftreten von Multipler Sklerose und MS-Schüben. In verschiedenen Studien wollte man daher herausfinden, ob eine entsprechende Supplementierung von Vitamin D eine Verringerung der Schubrate zur Folge hat.

Eine Studie von 2014 wies nach, dass sich die Schubrate um 57 % reduzieren ließ, wenn im ersten Jahr ein Vitamin-D-Spiegel von über 50 nmol/l im Blut vorlag.[31] Ein Vitamin-D-Mangel wird auch immer häufiger mit verschiedenen Autoimmunerkrankungen wie rheumatoider Arthritis, Lupus erythematodes und chronisch-entzündlichen Darmerkrankungen in Verbindung gebracht.

Vitamin D hat bei der Behandlung von MS eine enorme Bedeutung eingenommen.

Während die Empfehlungen der Deutschen Gesellschaft für Ernährung bei lediglich 800 I.E. pro Tag liegen, gehen wir bei Autoimmunerkrankungen von einem viel höheren Bedarf aus. Zum einen müssen wir den Spiegel erst einmal auf ein entsprechendes Niveau anheben und dann halten. Für einen Erwachsenen (ohne Leber- und Nierenschäden) liegt die empfohlene Dosis bei etwa 2.000–8.000 I.E. am Tag. Eine regelmäßige Kontrolle der Werte ist in jedem Fall empfehlenswert, um gegebenenfalls mit Anpassungen nach unten oder oben reagieren zu können.

Aufgrund seiner Fettlöslichkeit kann Vitamin D bei hohen Dosen in Form einer Nahrungsergänzung auch überdosiert werden, was sich in einer Hyperkalzämie äußert. Die häufigsten Symptome sind Herzrhythmusstörungen, Übelkeit und vermehrtes Durstgefühl.[32]

Die meisten Ärzte verordnen Vitamin-D-Tabletten mit 20.000 I.E. pro Woche, was absolut nicht ausreichend ist. Vitamin D wird in verschiedenen Stufen im Körper benötigt. Das Vitamin D3, das wir durch Nahrungsergänzung, Sonnenstrahlen und Nahrung zu uns nehmen, hat eine Halbwertszeit von 24 Stunden. Danach wird es von der Leber und der Niere umgewandelt und gespeichert. Unser Körper benötigt allerdings täglich Vitamin D3. Eine wöchentliche Aufnahme ist aus diesem Grund nicht zu empfehlen.

Vitamin D solltest du täglich in ausreichender Dosierung zu dir nehmen. Für die optimale Dosierung hilft ein Bluttest.

In meiner Arbeit konnte ich immer wieder feststellen, dass durch eine wöchentliche Supplementierung mit 20.000 I.E. der Spiegel im Blut nicht ausreichend und schwer anzuheben war. Daher solltest du es am besten täglich aufnehmen. Die Kombination mit magnesiumreichen Lebensmitteln sorgt zudem für eine bessere Umwandlung des Sonnenvitamins. Im Blut wird der Vitamin-D-Speicher (Calcidiol, 25-Hydroxy-Vitamin-D) gemessen.

Vitamin D kommt in einigen wenigen Lebensmitteln vor, wie fettreichem Fisch, Eigelb, Pfifferlingen, Champignons, Rinderleber, Käse und Butter. Heute kann der Bedarf kaum noch über Sonnenlicht und Ernährung gedeckt werden, daher ist bei Vitamin D in jedem Fall eine individuelle Ergänzung zu empfehlen.

Top-10-Lebensmittel mit extra vielen Antioxidantien

1 Äpfel haben eine besonders entzündungshemmende Wirkung. Nicht umsonst sagt ein englisches Sprichwort „An apple a day keeps the doctor away". Äpfel enthalten neben Kalzium, Magnesium und Eisen auch Vitamin C und den sekundären Pflanzenstoff Quercetin, der die Oxidation von Fettsäuren und die Bildung von Arachidonsäure verhindert. Auch die Flavonoide in der Schale des Apfels haben eine zellschützende Wirkung. Äpfel enthalten außerdem Pektin, einen löslichen Ballaststoff, der im Darm Giftstoffe binden und ausleiten kann. Außerdem finden sich im Apfel Beta-Carotin, verschiedene B-Vitamine, Vitamin E und Folsäure.[33]

2 **Brokkoli** enthält viele Vitalstoffe, unter anderem Vitamin C, E und K, Folsäure sowie verschiedene B-Vitamine, Kalzium, Magnesium, Eisen, Zink und Kalium. Gedünsteter Brokkoli ist reich an Senfölen (Glukoisolate), die zu einem enorm antioxidativen Pflanzenstoff, dem Sulforaphan, umgewandelt werden. Dieser sekundäre Pflanzenstoff kann nicht nur Entzündungen reduzieren, sondern auch den Blutzuckerspiegel senken. Da viele wertvolle Inhaltsstoffe beim Kochen verloren gehen, sollte Brokkoli möglichst schonend zubereitet werden.[34]

3 **Tomaten** sind das Lieblingsgemüse der Deutschen und das nicht ohne Grund, denn sie haben einen hohen Gehalt an Vitamin C und B-Vitaminen, außerdem enthalten sie Folsäure und Eisen. Der sekundäre Pflanzenstoff Lycopin schützt die Zellen, wirkt antientzündlich und senkt das Risiko für Herz-Kreislauf-Erkrankungen und Arteriosklerose. Besonders reichlich davon ist enthalten, wenn die Tomaten gekocht werden.

Um auch vom Vitamin C der Tomate zu profitieren, einfach kurz vor dem Servieren noch ein paar frische Tomaten unter die gekochte Soße mischen. Oft findet man im Internet Artikel darüber, dass Nachtschattengewächse wie Tomate, Kartoffel und Aubergine ursächlich für MS-Schübe sein sollen. Das ist ein Irrglaube: Es gibt zwar Menschen, die sensibel auf die enthaltenen Lektine reagieren, hier kann jedoch Kochen und Schälen Abhilfe schaffen. Bei guter Verträglichkeit gibt es keinen Grund, Tomaten zu meiden.[35]

> Nachtschattengewächse wie Tomaten sind nicht ursächlich für MS-Schübe.

4 **Beeren** können mit vielen Radikalfängern punkten. Vitamin C und E, Zink, Selen und Polyphenole schützen unsere Zellen vor freien Radikalen. In allen Beeren stecken Ballaststoffe und Antioxidantien. Je dunkler die Farbe, desto mehr sekundäre Pflanzenstoffe sind enthalten. Die wilde Heidelbeere ist dabei unschlagbar, sie liefert 390–490 mg Antioxidantien pro 100 g.[36]

5 Zitrusfrüchte sind besonders in der kalten Jahreszeit beliebt. Sie werden gerne zur Vorbeugung bei Erkältungen eingesetzt. Und das zu Recht, denn sie besitzen einen hohen Gehalt an Vitamin C, der sich positiv auf unser Immunsystem auswirkt. Die Flavonoide, die hauptsächlich in der weißen Haut unter der Schale vorkommen, machen freie Radikale unschädlich und schützen die Zellen vor oxidativem Stress. Vorsicht bei der Kombination von Grapefruit und Medikamenten, hier können Wechselwirkungen auftreten, beispielsweise bei Cholesterinsenkern, Blutdrucksenkern, Blutgerinnungshemmern und einigen Antibiotika.[37]

6 Möhren enthalten reichlich Carotinoide, die ihr die orangegelbe Farbe verleihen. Der sekundäre Pflanzenstoff wirkt antioxidativ und wird im Körper zu Vitamin A umgewandelt. Vitamin A ist verantwortlich für die Bildung von Haut- und Schleimhautzellen und schützt unsere Haut vor schädlichen UV-Strahlen. Damit dein Körper das fettlösliche Vitamin besser aufnehmen kann, solltest du Möhren immer mit Fett kombinieren.[38]

7 Zwiebeln und Knoblauch enthalten neben Kalzium, Magnesium und Kalium reichlich B-Vitamine, Vitamin K und C, außerdem den sekundären Pflanzenstoff Quercetin, der eine hohe zellschützende Wirkung aufweist. Die enthaltenen ätherischen Öle verleihen Knoblauch und Zwiebeln den typischen Geruch. Die wichtigste schwefelhaltige Verbindung ist das Allicin, das beim Zerkleinern entsteht. Es schützt das Herz und kann das Verklumpen der Blutblättchen unterbinden.[39]

8 Spinat ist wahrlich ein Kraftpaket, denn er liefert Mineralstoffe wie Kalium, Kalzium, Magnesium und Eisen, aber auch verschiedene B-Vitamine, Vitamin C und Beta-Carotin. In dem grünen Blattgemüse steckt zusätzlich noch Chlorophyll, das die Leber dabei unterstützt, entzündungsfördernde Stoffe auszuleiten.[40]

9 **Sauerkirschen** sind kleine rote Vitalstoffbomben. Sie enthalten reichlich Vitamin C und Kalium, außerdem Vitamin E, Beta-Carotin, Kalzium und Magnesium. Besonders sind die potenten, zellschützenden Anthocyane, ein Pflanzenfarbstoff aus der Gruppe der Polyphenole. Sie können Entzündungen vorbeugen und zudem Beschwerden bei Rheuma und Arthritis lindern.[41]

10 **Bitter- oder Rohschokolade** mit mindestens 80 % Kakao liefen allerhand Nährstoffe, was man manchmal nicht glauben mag. Neben Magnesium, Eisen, Kalzium enthält Kakao auch Vitamin E, B-Vitamine, Beta-Carotin und Substanzen, die gut für unser Herz und den Blutdruck sind. Zudem haben die verschiedenen sekundären Pflanzenstoffe eine stimmungsaufhellende Wirkung, regen den Kreislauf an und haben eine antientzündliche und zellschützende Wirkung. Die meisten Flavonoide finden sich in dunkler Schokolade.

Jedoch solltest du hier nicht zu oft zugreifen, da Schokolade einfach eine Süßigkeit ist. Aber zum Naschen ist dunkle Schokolade mit einem hohen Kakaoanteil in jedem Fall der Milchschokolade vorzuziehen. Du kannst auch auf Kakaonibs zurückgreifen, sie bestehen aus weiterverarbeitetem Kakao und sind daher Kakaobohne pur und einfach nur lecker![42]

Nahrungsergänzungsmittel

Neben einer entzündungshemmenden Ernährung sollten wir auch einen Blick auf das Thema Nahrungsergänzung werfen. Wir können sehr viel über eine abwechslungsreiche und ausgewogene Ernährung abdecken, bei manchen Wirkstoffen und auch in bestimmten Situationen ist eine Ergänzung jedoch sinnvoll. Liegen dauerhaft Entzündungsprozesse vor, kann ein erhöhter Nährstoffbedarf entstehen, da der Körper einige regulatorische Aktivitäten benötigt, um zu reparieren und Entzündungen einzudämmen. Auch eine gestörte Darmbarriere kann einen höheren Bedarf mit sich bringen.

Eine Supplementierung sollte immer individuell erfolgen und der Bedarf auf der Grundlage von Blutuntersuchungen und Beschwerden bestimmt werden.

Eine regelmäßige Kontrolle der Werte ist in jedem Fall sinnvoll. Auch solltest du nicht einfach zu irgendwelchen Nahrungsergänzungsmitteln greifen. Bei vielen Nährstoffen kann es schnell zu einer Überdosierung kommen und auch Wechselwirkungen mit Medikamenten können entstehen, gerade wenn du eine immunmodulierende Therapie machst. Eine Nahrungsergänzung sollte immer individuell und situativ erfolgen und kontrolliert werden! Du solltest in jedem Fall mit deinem Arzt, einem Heilpraktiker oder Ernährungsberater darüber sprechen, bevor du Präparate zu dir nimmst.

Die nachstehende Tabelle zeigt eine Übersicht der allgemein empfohlenen Nahrungsergänzung bei Multipler Sklerose in der Nährstofftherapie. Denk daran, dass Nahrungsergänzungsmittel mindestens drei bis sechs Monate eingenommen werden sollten, bevor sich ein spürbarer Effekt einstellt.

Nahrungsergänzung bei Multiple Sklerose in Anlehnung an die Nährstofftherapie[43]

WIRKSTOFF	EINNAHMEEMPFEHLUNG	ZUFUHREMPFEHLUNG	HINWEISE
Vitamin C	• im akuten MS-Schub • bei akuter Infektion (evtl. zusammen mit Zink)	Der normale tägliche Bedarf kann in der Regel durch die Ernährung gedeckt werden. Der Tagesbedarf liegt bei 90–110 mg. Im akuten Schub oder bei Infektionen besteht evtl. ein höherer Bedarf – besprich die benötigte Zufuhr mit einem Arzt.	Nicht direkt zusammen mit Selen einnehmen.
Selen	• bei rheumatischen Erkrankungen, Neurodermitis und MS • bei Hashimoto • bei schwachem Immunsystem und Virusinfektionen	Zwei Paranüsse decken den täglichen Bedarf an Selen.	Nicht zusammen mit Zink einnehmen; regelmäßige Blutkontrolle im Vollblut. Laborwerte: 107–145 µg/l Normwert, 145–201 µg/l Optimalwert
Zink	• bei chronisch-entzündlichen Darmerkrankungen • bei vegetarischer und veganer Ernährung • bei schwachem Immunsystem • bei Einnahme von Eisen (Eisen blockiert die Aufnahme von Zink) • Haarausfall, brüchige Nägel, gestörte Wundheilung • bei chronischen Entzündungen	Kann in der Regel durch eine pflanzenbetonte und abwechslungsreiche Ernährung gedeckt werden. Die Zufuhrempfehlung liegt bei 10 mg/Tag. Vorsicht! Zink kann leicht überdosiert werden!	Nicht zusammen mit Selen, Eisen, Kupfer und Magnesium einnehmen. Einnahme nüchtern 30 Minuten vor der Mahlzeit oder drei Stunden danach. Eine Dauereinnahme sollte nur unter regelmäßiger Blutkontrolle erfolgen! Laborwerte: 10–23 µmol/l im Serum, 7–8 ml/l im Vollblut

▶▶

WIRKSTOFF	EINNAHMEEMPFEHLUNG	ZUFUHREMPFEHLUNG	HINWEISE
Vitamin D	• für alle Menschen, das ganze Jahr über • evtl. Anpassung der Dosierung in den Wintermonaten November bis Februar • Auch Kinder sollten supplementiert werden (Dosis nach Alter und Gewicht mit dem Arzt absprechen).	2.000–8.000 I.E.	Tägliche Einnahme beachten. Ein Präparat in Kombination mit K2 ist wegen der synergetischen Effekte zu bevorzugen. Der Spiegel sollte regelmäßig kontrolliert werden. Einnahme sollte zur Mahlzeit mit reichlich Fett erfolgen. Laborwerte: optimaler Bereich bei Autoimmunerkrankungen von 100-150 nmol/l = 40-60 ng/ml 20-Hydroxy-Vitamin D_3
Magnesium	• bei Muskelkrämpfen und Spastiken • bei bestehender Osteoporose • bei Behandlung mit Cortison • bei sportlicher Betätigung	400 mg/Tag Hilfreich sind auch magnesiumreiches Mineralwasser und Lebensmittel wie Nüsse, Hülsenfrüchte, Vollkorngetreide und grünes Gemüse.	Nicht bei Nierenerkrankungen anwenden! Nicht zusammen mit Kalzium einnehmen. Begünstigt die Aufnahme von Vitamin D. Laborwerte: Normwert im Serum: 0,74–0,99 nmol/l Normwert im Vollblut: 30–36 mg/l

WIRK-STOFF	EINNAHMEEMPFEHLUNG	ZUFUHREMPFEHLUNG	HINWEISE
Omega-3	• bei chronisch-entzündlichen Erkrankungen • Schwangere • Kinder sollten supplementiert werden (spezielles Öl für Kinder verwenden zwecks empfohlener Dosierung).	250 mg EPA und DHA; in der Nährstofftherapie: 1.000–4.000 mg/Tag EPA/DHA	Tägliche Einnahme von 1 EL Leinöl + Supplementierung mit Fisch- oder Algenöl Laborwerte: AA/EPA: ca. 10, präventiv ca. 3-5, therapeutisch unter 2,5 Omega-Index: normal ca. 6 %, präventiv ca. 8 %, therapeutisch über 10 % AA/EPA-Quotient: < 2,5: sehr gute Entzündungshemmung < 3–5: präventiv mit Vorbeugung von Entzündungsaktivität 5–10: besser als der Durchschnitt, Verbesserungsbedarf > 10: Neigung zu erhöhter Entzündungsaktivität, Risiko für rheumatische und Herz-Kreislauf-Erkrankungen sowie Krebs steigt
B-Vitamine (B1, B2, Niacin, B5, B6, Biotin, Folsäure, B12)	• bei neurologischen Erkrankungen • bei Depressionen • bei Erschöpfung	Du kannst deine MS mit einem Vitamin-B-Komplex unterstützen, der mindestens 100 % der empfohlenen Tagesdosis enthält.	Unterstützen den Aufbau von Myelin und schützen die Nerven, verbessern den Energiestoffwechsel, was sich positiv auf Erschöpfung auswirken kann. Sollte immer als Kombi-Präparat eingenommen werden, da alle B-Vitamine zusammenarbeiten.

►►

WIRK-STOFF	EINNAHMEEMPFEHLUNG	ZUFUHREMPFEHLUNG	HINWEISE
Vitamin B12	• Veganer, ggf. auch Vegetarier • bei Lebererkrankungen • bei neurologischen Erkrankungen • bei Depressionen	Von der DGE werden 4 µg pro Tag empfohlen.	Sollte bei vegetarischer/veganer Ernährung eingenommen werden. Bei einer Ernährungsumstellung sollte vorher eine Blutkontrolle gemacht werden, da die Speicher oft gut gefüllt sind. Laborwerte: 400–900 pmol/l im Serum bzw. Urin
Coenzym Q10	• bei Erschöpfung (Fatigue) und Burn-out • bei Diabetes mellitus (verbessert die Glukosetoleranz) • bei neurodegenerativen Erkrankungen (MS, Alzheimer, Parkinson), unterstützt die Nervenfunktion • bei Krebserkrankungen • bei Bluthochdruck • verbessert die Spermienqualität	Keine Empfehlung, therapeutisch werden 30–100 mg verordnet.	Besonders bei Erschöpfung soll Q10 helfen. Du kannst es gerne ausprobieren, ob sich für dich etwas verbessert. Laborwerte: 0,8–1,4 mg/l im Serum

Abschließend möchte ich noch kurz auf die Propionsäure eingehen. In den letzten Monaten wurde diese durch verschiedene Artikel immer wieder in den Fokus bei der Behandlung von Multipler Sklerose gerückt. Die dazugehörige Studie von 2020 untersuchte die Auswirkung von Propionsäure auf den Krankheitsverlauf. Nach zwei Wochen konnte ein Anstieg regulatorischer T-Zellen registriert werden. Diese Zellen können eine Entzündungsreaktion beenden bzw. reduzieren, allerdings konnte die Studie keinen eindeutigen Wirkungsnachweis erzielen.[44]

Unser Körper ist selbst in der Lage, Propionsäure herzustellen, und zwar durch eine entsprechende Zufuhr von löslichen Ballaststoffen aus Vollkorngetreide, Hülsenfrüchten, Obst, Gemüse, Nüssen und Saaten. Bestimmte Darmbakterien fermentieren die Ballaststoffe zu den kurzkettigen Fettsäuren Propionat und Butyrat. Es empfiehlt sich daher, den Fokus auf einen gesunden Darm zu legen und die körpereigene Produktion von Propionsäure damit anzukurbeln. Ein gesunder Darm in Kombination mit einer ballaststoffreichen Ernährung kann die Einnahme von Propionsäure als Nahrungsergänzung ersetzen, bis weitere Studien vorliegen, die eine Substitution eindeutig empfehlen.

> Ein gesunder Darm ist mit einer entsprechenden Ernährung in der Lage, Propionsäure selbst herzustellen.

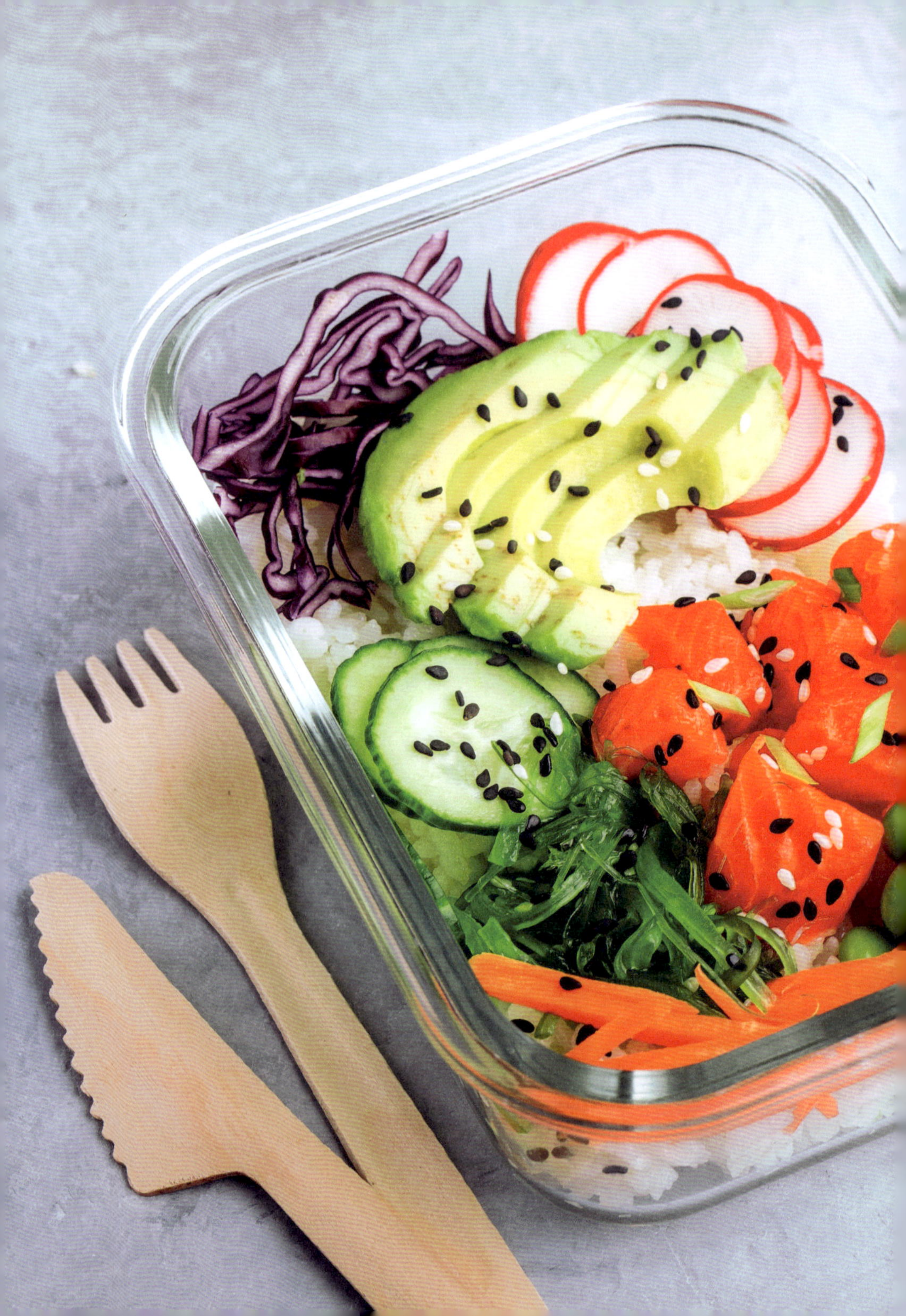

ENTZÜNDUNGS-HEMMENDE ERNÄHRUNG GANZ PRAKTISCH

Damit du nach der vielen Theorie endlich loslegen und deine entzündungshemmende Ernährung im Alltag umsetzen kannst, bekommst du im folgenden Kapitel einige praktische Tipps für entspanntes Einkaufen, Vorbereiten und Kochen. Warum es nicht immer bio sein muss und warum regionales und saisonales Einkaufen für mich zu einer bewussten und entzündungshemmenden Ernährung gehört, verrate ich dir außerdem. Und zum Abschluss gebe ich dir noch einige wichtige allgemeine Ernährungsempfehlungen, bevor wir in die Umsetzung im Alltag einsteigen.

Entspannt und bewusst einkaufen

Meiner Meinung nach gehört auch ein bewusstes Einkaufen zu einer richtigen Ernährung bei Multipler Sklerose. Wir leben in solch einem Überangebot von Lebens- und Nahrungsmitteln: zwei Meter hohe Supermarktregale, eine übermäßige Auswahl an Marmeladen, Konserven, Ölen und vielem mehr. Hinzu kommt die Vielfalt an Obst und Gemüse, mit der wir das ganze Jahr über versorgt werden. Nicht zu vernachlässigen ist außerdem, dass bei der industriellen Herstellung von Nahrungsmitteln allerhand Zusatzstoffe verwendet werden.

Mit gutem Gewissen regional und saisonal einkaufen

Erdbeeren im Frühjahr und im Winter, tropische Früchte und auch Äpfel sind das ganze Jahr in den Regalen zu finden. Der ökologische Fußabdruck ist mehr als schlecht. Beheizte Gewächshäuser, Pflanzenschutz- und Düngemittel, ein hoher Wasserverbrauch und die langen Transportwege sorgen für einen negativen Beigeschmack.

Versteh mich nicht falsch, auch ich nutze sehr gerne Zitronen, Limetten, Bananen und Avocados. Dennoch bin ich mir bewusst, dass ich mit einem großen Anteil an regionalen und saisonalen Lebensmitteln einen wesentlichen Beitrag zu einem umweltfreundlichen und nachhaltigen Einkaufen leisten kann.

Nutze Obst und Gemüse aus weit entfernten Ländern in Maßen. Setze überwiegend auf regionale Produkte.

Ein weiterer Negativaspekt ist, dass Obst und Gemüse aus fernen Ländern unreif geerntet werden, damit es die langen Transportwege gut übersteht. Allerdings hast du im Abschnitt über sekundäre Pflanzenstoffe gelernt, dass die Farb-, Duft- und Aromastoffe im Reifeprozess ausgebildet werden und in vollreifen Pflanzen besonders reichlich vorkommen. Man braucht sich also nicht zu wundern, dass Erdbeeren im Frühjahr oder Winter gar nicht so richtig nach Erdbeeren schmecken.

Regional und saisonal einkaufen hat aber noch weitere Vorteile. Du unterstützt die landwirtschaftlichen Betriebe in der Region, außerdem die Verarbeitungsbetriebe und Vermarkter. Dies wirkt sich positiv auf die Wertschöpfung aus und sichert Arbeitsplätze in der lokalen Wirtschaft. Außerdem kannst du durch deinen regionalen Einkauf die Biodiversität fördern und Streuobstwiesen, Weiden und Felder bleiben erhalten. Durch eine lokale Versorgung an Lebensmitteln werden wir unabhängiger von globalen Strukturen und sichern langfristig die Versorgung durch regionale Landwirtschaft.

Regional und saisonal einkaufen muss nicht teuer sein. Mittlerweile setzen viele Supermärkte und Discounter auf Obst und Gemüse aus der Region. Dies kannst du beispielsweise an verschiedenen Siegeln erkennen. Um eine Einheitlichkeit herbeizuführen, hat das Bundesministerium für Ernährung und Landwirtschaft (BMEL) im Jahr 2014 das „Regionalfenster" ins Leben gerufen. Das Regionalfenster gibt an, wo die Ware herkommt, wo sie verarbeitet wurde und wie hoch der regionale Anteil ist.[45]

Regional
✓ Wo kommt es her?
✓ Wo wurde es verarbeitet?
✓ Wie hoch ist der regionale Anteil?
Neutral geprüft durch: Kontroll GmbH
www.regionalfenster.de

Das „Regionalfenster"-Logo

Eine weitere Möglichkeit ist der Wochenmarkt, auf dem du Marktstände aus der Region findest. Manchmal werden Obst und Gemüse in gleicher Qualität und Geschmack mit kleinen Fehlern zu günstigeren Preisen angeboten. Auch gegen Ende des Wochenmarkts sind ab und zu Schnäppchen zu ergattern. Manches Obst

Eine gesunde und ausgewogene Ernährung muss nicht teuer sein. Abends oder am Wochenanfang in der Früh gibt es oft Schnäppchen zu ergattern.

und Gemüse könnte sonst in der Tonne landen, weil es sich bis zum nächsten Markttag nicht mehr halten würde. Es lohnt sich in jedem Fall, danach zu fragen. Gelegentlich werden sogar ganze Kisten zu einem kleinen Preis angeboten.

Wie gesagt, du musst nicht komplett auf Bananen und Zitrusfrüchte verzichten. Bei einer nachhaltigen Herkunft und fairem Handel kann man ab und an zu Südfrüchten greifen. Verschiedene Siegel wie „Fairtrade" oder „Rainforest Alliance" weisen auf nachhaltige Landwirtschaft und fairen Handel hin, allerdings beziehen diese Siegel nicht automatisch Bioqualität mit ein.

Muss es immer gleich bio sein?

Ich persönlich finde nicht, dass es immer Bio-Obst und Gemüse sein muss. Beim Bauern um die Ecke oder bei kleinen regionalen Marktständen kann man auch sehr gutes und qualitativ hochwertiges Obst und Gemüse kaufen. Oft sind kleine Erzeuger gar nicht so weit entfernt von den Biostandards. Achte darauf, dass die Ware auch wirklich direkt vom Erzeuger kommt. Manchmal werden bestimmte Obst und Gemüsesorten zugekauft. Die „eigene Ernte" ist oft speziell gekennzeichnet und du kannst bedenkenlos zugreifen.

Wie gesagt, es muss nicht immer gleich bio sein, jedoch orientiere ich mich gerne an den Listen der Environmental Working Group (EWG). Die EWG veröffentlicht regelmäßig Auflistungen mit zwölf Sorten, bei denen die Belastung mit Pflanzenschutzmitteln besonders hoch ist. Diese werden als „Dirty Dozen" bezeichnet, das „dreckige Dutzend". Im Jahr 2022 ist eine aktualisierte Liste veröffentlicht worden. Die 2022 am stärksten belasteten Lebensmittel sind: Erdbeeren, Spinat, Grünkohl und Baby Leaf (Asia-Salat), Nektarinen, Äpfel, rote Trauben, Paprika und Chili, Kirschen, Pfirsiche, Birnen, Staudensellerie und Tomaten.[46] Diese Sorten würde ich wirklich in Bioqualität kaufen, um auf Nummer sicher zu gehen.

Ein guter Anhaltspunkt, wo es nicht unbedingt bio sein muss, ist die Liste der EWG mit den fünfzehn am wenigsten belasteten Sorten, den „Clean Fifteen". Im Jahr 2022 waren dies: Avocado, Zuckermais, Ananas, Zwiebeln, Papaya, Zuckererbsen, Spargel, Honigmelone, Kiwi, Weißkohl, Champignons, Cantaloupe-Melone, Mango, Wassermelone, Süßkartoffel.[47] Bei diesen Sorten kannst du gerne auch zur Standardware greifen.

Orientiere dich an den „Dirty Dozen" und „Clean Fifteen" bei deinem Einkauf. Sie helfen dir zu entscheiden: bio ja oder nein?

Mittlerweile gibt es auch bei den Discountern eine gute Auswahl an Bio-Lebensmitteln für den kleineren Geldbeutel. Hier sollte in jedem Fall auch auf die bekannten Bio-Siegel geschaut werden. Oft haben Discounter ihre eignen Bio-Marken und Siegel, was leicht zur Verwirrung führen kann. Als besonders empfehlenswert gelten Waren mit den Siegeln von Demeter, Naturland und Bioland.[48]

Obst und Gemüse mit Natron waschen

Obst und Gemüse aus herkömmlicher Landwirtschaft wird meist mit Pflanzenschutzmitteln behandelt, um es vor Schädlingen und Krankheiten zu schützen. Leider bedeutet dies auch, dass die Pflanzen mit Pestiziden belastet sind. In Untersuchungen wurde festgestellt, dass ein Natronbad dabei helfen kann, die Pestizidrückstände auf der Schale von Obst und Gemüse zu entfernen.

Dazu mischst du in einer Schüssel 200 ml Wasser mit 1 TL Natron (Backsoda) und badest das Obst oder Gemüse darin 15 Minuten. Danach gut abwaschen. Bei empfindlichem Obst, beispielsweise Beeren, kann statt Natron auch 1 TL Essig verwendet werden. Bei Pilzen, Kartoffeln und Möhren reicht meist schon das Abbürsten mit einer Gemüsebürste, wenn diese danach gegart werden.[49]

Ein Blick auf die Zutatenliste lohnt sich immer

In Deutschland und der Europäischen Union gibt es mittlerweile mehr als 300 Zusatzstoffe, die von der europäischen Lebensmittelbehörde (EFSA) zugelassen wurden. Solche Zusatzstoffe sind beispielsweise Süßstoffe, modifizierte Stärke, Farb- und Aromastoffe und Emulgatoren.[50] Sie sorgen für den Geschmack, die Haltbarkeit und das Aussehen. Manchmal enthalten die hochverarbeiteten Nahrungsmittel auch Füllstoffe, die für mehr Volumen sorgen.

Bis heute sind noch nicht alle Auswirkungen auf unsere Gesundheit erforscht, sicher ist jedoch, dass Zusatzstoffe einen negativen Einfluss auf unsere Darmflora haben, sie unseren Appetit anregen und zudem auch chronische Entzündungen anfeuern können. Hochverarbeitete Nahrungsmittel können sich zudem als Energieräuber entpuppen. Konzentrationsschwierigkeiten, Müdigkeit und ein drückendes Körpergefühl können die Folge sein.

Wirf einen Blick auf die Zutatenliste, ob dir wirklich alles bekannt ist. Ansonsten stell es lieber wieder zurück ins Regal.

Es lohnt sich also immer, einen Blick auf die Zutatenliste zu werfen. In der Regel sind mehr als zehn bis 15 Zutaten zu viel, auch wenn sie zusätzlich Stoffe enthalten, die dir völlig unbekannt sind. Auch nach Zucker solltest du Ausschau halten, denn er versteckt sich unter vielen verschiedenen Bezeichnungen: Dextrose, Glukose, Glukosesirup, Glukose-Fruktose-Sirup, Karamellsirup, Laktose (Milchzucker), Maltose, Maltodextrin, Malzextrakt, Gerstenmalzextrakt, Raffinose, Saccharose (Rüben- oder Rohrzucker). Aber auch Honig, Traubenfruchtsüße, Dattelpulver und Dicksäfte wie Agavendicksaft oder Fruchtkonzentrate sind reich an Zucker.[51]

Es gibt also einiges zu beachten, aber auch Ausnahmen sind in Ordnung. Du solltest dir bei nicht so optimalen Zutaten immer die Frage stellen, wie oft du diese Nahrungsmittel zu dir nimmst und in welcher Menge. Es ist eben nicht immer möglich, auf verarbeitete Produkte zu verzichten, sie sollten jedoch selten und in geringen

Mengen den Weg auf deinen Teller finden, sodass der Hauptteil der Mahlzeiten aus natürlichen und unverarbeiteten Lebensmitteln besteht.

Was, wo und woher – der Weg durch den Einkaufsdschungel

In meinen Rezepten habe ich darauf geachtet, nicht allzu außergewöhnliche Zutaten zu verwenden. Aber auch Zutaten wie Quinoa, Nussmus oder bestimmte Getreideflocken müssen manchmal in unterschiedlichen Geschäften gesucht werden. Die Auswahl wird zwar immer größer, aber damit es weiterhin beim entspannten Einkaufen bleibt, habe ich dir einen kleinen Überblick erstellt, wo du bestimmte Lebensmittel finden kannst. Das Sortiment kann je nach Größe und Region der Märkte Unterschiede aufweisen. Diese Auflistung dient einer groben Übersicht.

Bezugsquellen und Einkaufsmöglichkeiten von Lebensmitteln

Deutschland: Rossmann, dm, Müller Österreich: dm, Bipa	naturbelassene Nüsse, Nussmus (verschiedene Sorten), Buchweizen, Hanfsamen, Hirse, Chiasamen, geschroteter Leinsamen, Dattelsirup, Rohrohrzucker, Vanillezucker mit Rohrohrzucker, Hefeflocken, Getreideflocken, Dinkelflakes, rote und gelbe Linsen, Kokosöl, Leinöl, Olivenöl, Rapsöl, Rote-Linsen-Patties, Gemüseburger, Falafel-Mischung, Kokosmilch, Pesto mit Rapsöl, vegane Aufstriche, Trockenfrüchte, Linsen- oder Kichererbsennudeln
Deutschland: Aldi/Lidl Österreich: Hofer, Lidl	frische Kräuter und TK-Kräuter, TK-Gemüse, Linsen und Kichererbsen, Nudeln, Leinöl, Kokosmilch, bunter Quinoa, Nüsse, Leinsamen, Salatkerne, Getreideflocken, Pflanzendrinks, Tofu, Hirse, Kokosöl, Leinöl, Olivenöl, Linsen- oder Kichererbsennudeln

▶▶

Deutschland: Edeka, Rewe, Kaufland, Globus Österreich: Billa, Spar	Tofu (geräuchert, Basilikum-, Rosso-), Tahini (Sesampaste), Nussmus, Quinoa, Amaranth, Misopaste, rote Linsen, Alsan (pflanzliche Margarine), Rohrohrzucker, Vanillezucker mit Rohrohrzucker, Kokosöl, Leinöl, Olivenöl, Rapsöl, veganer Käse, veganes Hack auf Erbsenbasis, Medjool-Datteln, Trockenfrüchte, Hefeflocken, Getreideflocken, veganer Frischkäse, Hummus, Linsen- oder Kichererbsennudeln
Deutschland: denns biomarkt, Erdkorn, Tegut, Reformhaus Österreich: denns, Reformhaus, Prokopp	Tofu in verschiedenen Sorten, Tempeh, Buchweizen, Amaranth, Chiasamen, Hirse, Buchweizen, Buchweizenflocken, Dattelmus, Ahornsirup, Kokosöl, Leinöl, Olivenöl, Rapsöl, Medjool-Datteln, Trockenfrüchte, vegane Aufstriche, Hummus, Kala Namak (Schwarzsalz), Linsen oder Kichererbsennudeln

Zudem möchte ich dir noch zwei sehr gute Internetquellen ans Herz legen, denn dort bekommst du neben fermentierten Produkten auch Startersets, mit denen du selbst in die Fermentation einsteigen kannst.

- Bei www.fairment.de bekommst du fermentiertes Kraut (z. B. Kimchi), Misopaste (verschiedene Sorten), Apfelessig, Sauerteig, Kombucha, verschiedene Startersets zum Selbstfermentieren.
- Bei www.korodrogerie.de erhältst du Trockenfrüchte, Bio-Nüsse, Nussmischungen, Nussmus (verschiedene Sorten), Müsli, Hülsenfrüchte, Linsen oder Kichererbsen Nudeln, Getreideflocken, veganes Proteinpulver. Außerdem bekommst du bei KoRo Großgebinde. Das lohnt sich wirklich, wenn du bestimmte Produkte regelmäßig nutzt. Ich kaufe dort meine Getreideflocken, Nussmus und Nüsse.

Meiner Meinung nach lohnt sich auch die Anschaffung von Hefeflocken und Kala Namak (Schwarzsalz). In einer pflanzenbetonten Ernährung mit wenig tierischen Produkten bereichern sie deine Mahlzeiten enorm. Beide Zutaten tragen dazu bei, dass vegane Gerichte eine käsige Note bekommen oder nach Ei schmecken, obwohl keines enthalten ist.

Kala Namak unterscheidet sich erheblich von Kochsalz, denn es schmeckt nicht nur salzig, sondern besitzt eine rötliche Farbe und riecht und schmeckt nach gekochten Eiern. Das Schwefelsalz kann daher veganen Gerichten eine Note von Ei verleihen. Das Salz bekommst du im Reformhaus, Bio-Laden oder auch im Internet. Zwei Rezepte in denen Kala Namak verwendet wird, findest du im Rezeptteil. Es lohnt sich in jedem Fall, es auszuprobieren.

Kala Namak ist Schwarzsalz aus Indien. Es enthält Schwefel und kann den Geschmack von Eiern imitieren.

Hefeflocken bestehen aus inaktiver, getrockneter und gemahlener Hefe und sind ein wahres Nährstoff- und Geschmackswunder. Sie lassen sich vielseitig einsetzen und werten deine Gerichte mit einem leichten Käsearoma auf. Sie dienen als Bindemittel für Dressings, Suppen und Soßen und machen zusammen mit Cashews und Knoblauchpulver einen wunderbaren Parmesanersatz. Hefeflocken enthalten Vitamin B1, B2, B5, B6 und Folsäure. Zudem enthalten sie alle neun essenziellen Aminosäuren, was sie mit 50 g Eiweiß auf 100 g zu einer sehr guten pflanzlichen Proteinquelle macht und auch andere pflanzliche Eiweißquellen aufwerten kann. Sie sind nicht nur von Natur aus vegan, sondern auch natriumarm, gluten- und laktosefrei.

Hefeflocken sind eine Bereicherung für eine pflanzenbasierte Ernährung. Sie liefern allerhand wichtige Nährstoffe.

Hefeflocken können außerdem dabei helfen, Salz zu reduzieren, da sie ein sehr würziges Aroma besitzen. Hefeflocken solltest du allerdings erst nach dem Kochen in deine Soßen einrühren, damit die wertvollen Vitamine enthalten bleiben. Du bekommst sie mittlerweile in gut sortierten Drogeriemärkten, im Supermarkt aber auch im Reformhaus oder Bio-Markt.

Gut vorbereitet in den Tag: Meal Prepping

Eine Ernährungsumstellung und eine gesunde Ernährung einzuhalten, bedeutet viel Disziplin. Eine gute Vorbereitung hilft dir dabei, unterwegs, im Büro oder in der Uni deiner entzündungshemmenden Ernährung treu zu bleiben. Dafür ist Meal Prepping, wie ich finde, ein wunderbares Instrument. Und neben dem gesunden Essen, das du dabeihast, spart es noch unglaublich viel Zeit, die du für dich nutzen kannst.

Meal Prep kann dir unter der Woche viel Zeit sparen, da du nicht immer frisch kochen musst.

Es gibt viele Wege, die du bei Meal Prepping einschlagen kannst. Du kannst ganze Gerichte vorbereiten, sie für wenige Tage im Kühlschrank lagern oder für länger einfrieren. Du kannst einzelne Komponenten vorbereiten und mit frischen Zutaten ergänzen, du kannst aber auch schon nach dem Einkauf anfangen und dein Gemüse zerkleinern und in verschließbaren Beuteln oder Frischebehältern aufbewahren, sodass du später beim Kochen Zeit sparst. Jeder hat da seine eigene Herangehensweise und du wirst für dich rausfinden, was für dich am besten passt.

Für mich ist es beispielsweise immer sehr zeitsparend, am Abend mein Frühstück für die Arbeit vorzubereiten. Overnight Oats, Porridge, Joghurt oder Quark mit Obst – das alles kannst du prima herrichten und brauchst es am Morgen nur noch aus dem Kühlschrank zu nehmen. Auch wenn ich mittlerweile zu Hause arbeite, bereite ich doch sehr oft mein Frühstück schon am Abend vor, damit ich in der Früh mehr Zeit für meine Morgenroutine habe.

Meal Prep benötigt zwar ein wenig Planung, aber es spart Zeit und du kaufst nicht mehr zu viel ein, wenn du genau weißt, was du für die neue Woche vorbereiten möchtest. Am besten schreibst du dir einen Wochenplan mit den Gerichten, die du kochen magst, dann folgt die Einkaufsliste. Überlege dir auch, an welchen Tagen du kochst, dann kannst du gegebenenfalls zwischendurch noch einmal frische Lebensmittel einkaufen gehen.

Bei deiner Planung solltest du Folgendes beachten:

- Möchtest du für die ganze Woche kochen oder immer am Abend zuvor? Wenn du jeden Abend frisch kochst, musst du nicht einen kompletten Einkauf für die ganze Woche erledigen, sondern kannst zwischendurch frische Zutaten besorgen. Du solltest dir dennoch überlegen, welche Gerichte du über die

Woche zubereiten willst, damit du nicht zu viel oder zu wenig einkaufst oder dir kurzfristig die Ideen fehlen. Sonst läufst du wieder Gefahr, dir etwas Schnelles auf die Hand zu besorgen.

- Zur Wochenplanung gehört außerdem, zu schauen, wie deine Termine über die Woche verteilt sind. Wohin kannst du dein Essen mitnehmen und wo wird es schwierig? Kannst du deine Gerichte aufwärmen oder passt ein Salat doch besser? Wie viele Gerichte möchtest du pro Tag vorbereiten?
- Trotz Meal Prepping flexibel bleiben – ein spontanes Treffen mit Freunden zum Abendessen oder mit den Kollegen zum Mittagessen gehen sollte drin sein, deine vorbereiteten Mahlzeiten sollten sich also einfach einen Tag nach hinten schieben lassen. Bei den meisten Gerichten ist Einfrieren gar kein Problem.

Nudeln, Reis und Kartoffeln als Sättigungsbeilage lassen sich prima vorbereiten und auch ein paar Tage im Kühlschrank aufheben. Zudem entwickeln sie nach dem Abkühlen resistente Stärke, die sich positiv auf deinen Darm auswirkt – noch ein Pluspunkt für Meal Prepping. Du solltest in jedem Fall darauf achten, dass deine Gerichte ausgewogen sind. Dabei kannst du dich an meinem antientzündlichen Teller (siehe Seite 112) orientieren. Im Rezeptteil findest du viele Gerichte, die sich hervorragend zum Vorbereiten und Mitnehmen eignen.

> Probiere verschiedene Strategien aus und finde für dich die praktikabelste. Bereite dich gut vor, bleibe aber flexibel dabei.

Ich kann dir Meal Prepping nur empfehlen, denn so kannst du essen, was zu deinen Vorlieben und in deine Ernährungsweise passt. Du weißt ganz genau, was drin ist und kennst Zutaten, Zusatzstoffe und Zuckergehalt. Außerdem ist es ein tolles Gefühl, zu wissen, dass man seinem Körper mit selbst zubereitetem entzündungshemmendem Essen etwas Gutes tut.

Küchentipps

> Achte beim Einkauf auf die Zutatenlisten! Oft sind z. B. in Pflanzenmilch viele Zusatzstoffe oder in Konserven zugesetzter Zucker.

Ich habe gern immer die wichtigsten Lebensmittel zu Hause. So komme ich weniger in Versuchung, etwas Ungesundes beim Lieferdienst zu bestellen oder mir schnell etwas auf die Hand zu holen. Mit einem kleinen Vorrat und den passenden Rezepten kannst du dir ohne großen Aufwand und mit gesunden Zutaten etwas zubereiten. Stell dir deine Lieblingszutaten zusammen und kreiere daraus ein leckeres und entzündungshemmendes Rezept. Suche dir dabei Inspiration in meinen Rezepten aus dem zweiten Teil.

Checkliste Vorratsschrank

Kühlschrank

- ☐ Leinöl
- ☐ Gemüsebrühe
- ☐ Pflanzenmilch
- ☐ Senf
- ☐ Tomatenmark

Gefrierschrank

- ☐ Gemüse (mindestens drei Sorten)
- ☐ Obst (mindestens zwei Sorten)
- ☐ Kräuter

Vorratsschrank

- ☐ Haferflocken, Dinkelflocken oder Buchweizen
- ☐ Dinkel- oder anderes Vollkornmehl
- ☐ Vollkorn- oder Hülsenfrüchtenudeln
- ☐ parboiled Reis
- ☐ 1–2 Gläser Hülsenfrüchte
- ☐ Kokosmilch oder Hafersahne
- ☐ rote oder gelbe Linsen (trocken)

- ☐ gehackte Tomaten
- ☐ Nussmus
- ☐ Nüsse, Kerne und Saaten (mindestens zwei Sorten)
- ☐ Rapsöl oder Olivenöl
- ☐ Gewürze (Zimt, Vanille, Salz, Pfeffer, Kurkuma, getrocknete Kräuter)
- ☐ Zwiebeln und Knoblauch

Denke daran, deine Vorräte rechtzeitig wieder zu füllen. So gerätst du nicht in Gefahr, dass du leerläufst. Im besten Fall hast du immer etwas Frisches zu Hause, was du bei den Rezepten aus deinem Vorrat ergänzen kannst.

Nährstoffbomben von der Fensterbank

Keimsaaten sind eine kulinarische Ergänzung in unserer Ernährung. Gerade im Winter können die kleinen Nährstoffbomben eine Bereicherung für deine tägliche Nährstoffversorgung sein. Die Samen tragen ein großes Nährgewebe in sich, damit sich aus dem Samen eine Pflanze entwickeln kann, die mit ausreichend Vitalstoffen versorgt wird, damit sie wachsen kann. Die Produktion der Nährstoffe, Vitaminen und sekundären Pflanzenstoffe wird beim Keimen angekurbelt. Der Gehalt an Eiweiß, Fett, Kohlenhydraten und Ballaststoffen ist während des Keimvorgangs am höchsten, diese hohe Konzentration wird in der gesamten Wachstumsphase nicht mehr erreicht. Durch die Erhöhung der Bioverfügbarkeit der Mineralstoffe tust du deiner Verdauung etwas Gutes, denn die Darmschleimhaut kann mehr dieser wichtigen Stoffe aufnehmen. Diese kleinen Superhelden sind reich an Vitaminen, Mineralstoffen und Antioxidantien.

> Microgreens sind eine prima Ergänzung der Ernährung im Winter, werten aber auch sonst deine Gerichte auf.

Schon nach wenigen Tagen vervielfältigen die Sprossen den Gehalt von Vitamin A, E und C und des Vitamin-B-Komplexes. Die enthaltenden lebendigen Enzyme unterstützen die Verdauung, den Stoffwechsel und die Reparaturmechanismen auf Zellebene. Die

Nährwerte von Sprossen sind mindestens doppelt so hoch konzentriert wie im ursprünglichen Samen bzw. Korn.

Die Sprossen kannst du im Salat essen oder auf ein belegtes Brot oder Brötchen geben. So bekommst du noch einmal eine extra Portion Nährstoffe. Keimlinge aus Hülsenfrüchten musst du einmal kurz blanchieren oder in der Pfanne anbraten, danach kannst du sie prima als Beilage verspeisen oder auch lauwarm über deinen Salat geben.

Microgreens und Sprossen kannst du ganz einfach zu Hause auf dem Fensterbrett ziehen

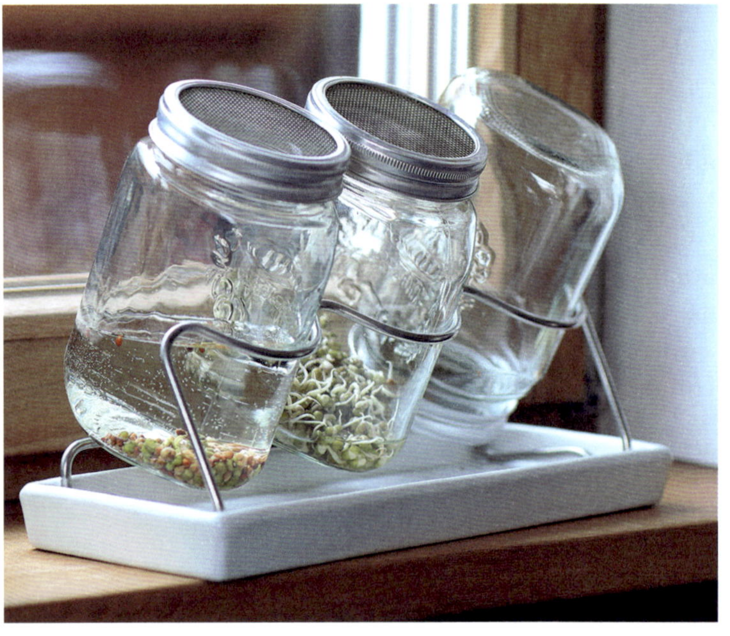

Wie du am besten beim Keimen von Hülsenfrüchten und anderen Saaten vorgehst, kannst du im Ratgeber „Gesund mit Microgreens“[52] nachlesen. Hier bekommst du jede Menge Wissen rund um die Sprossenanzucht und Erklärungen zu den einzelnen Saaten, wie du sie bei Beschwerden einsetzen kannst, und sogar noch einige leckere Rezepte.

Fermentieren für einen gesunden Darm

Nicht nur Sprossen bereichern die tägliche Ernährung enorm, sondern auch fermentierte Lebensmittel. Probiotika, wie sie beispielsweise in Kimchi, frischem Sauerkraut, Kefir oder Kombucha enthalten sind, stärken die Darmbarriere und fördern zudem die Bakterienvielfalt im Darm. Auch wird ihnen eine antientzündliche Wirkung nachgesagt.

Fermentieren liegt wieder voll im Trend. Schon bereits vor Hunderten von Jahren wurde die Milchsäurefermentation zum Haltbarmachen von Lebensmitteln eingesetzt. Aber auch Joghurt, Oliven, Käse, schwarzer Tee, Kefir, Essig, Wein und Bier entstehen durch Fermentation. Bei der Gärung entstehen Vitamine, die oft nur in wenigen Lebensmitteln vorhanden sind, darunter Vitamin K, das essenziell für die Knochen- und Herzgesundheit ist.

Fermentierte Lebensmittel fördern die Bakterienvielfalt im Darm.

Lebensmittel werden mithilfe von verschiedenen freundlichen Mikroorganismen in echte Superfoods verwandelt. Die wilde Fermentation beschreibt die Gärung mithilfe von Milchsäurebakterien, die auf natürliche Weise in unserer Nahrung vorkommen. Das Gemüse braucht für diese Milchsäuregärung nur etwas Flüssigkeit und Salz und kann anschließend durch die natürlich vorkommenden Bakterien fermentiert werden. Dabei werden die Kohlenhydrate aus dem Gemüse durch die Bakterien verstoffwechselt, wodurch Milchsäure entsteht. Durch die Säure wird das Gemüse länger haltbar, denn unerwünschte Bakterien haben in dem sauren Milieu keine Überlebenschance.

Fermente sind leichter zu verdauen, da durch die Gärung eine „Vorverdauung“ stattfindet. Gerade Sauerteigbrot wird oft besser vertragen, da durch das Fermentieren und die lange Teigführung von mindestens 24 Stunden die im Mehl vorkommenden Antinährstoffe wie Gluten, FODMAPs (spezielle Zuckeralkohole und Kohlenhydrate, die im Dünndarm nur schlecht aufgenommen werden) und Lektine abgebaut werden. Zudem verbessert der Gärungsprozess die Aufnahme von Eiweißen und Vitaminen. Menschen, die empfindlich auf Laktose reagieren, können manchmal Naturjoghurt gut vertragen, da bei der Fermentierung Laktat gebildet wird, das eine regulatorische Funktion auf die Intoleranz hat.

Fermentieren ist einfach und lohnt sich! Du kannst Fermente mit fast allen Gemüsesorten ausprobieren. Am besten eignen sich Bohnen, Rote Bete, Kohl, Wurzelgemüse, Kürbis und Paprika. Was du dazu brauchst, ist nicht viel: ein großes Glas zum Schichten des Gemüses, ein gutes Salz, denn dieses wirkt sich auch auf den Geschmack aus, und etwas Kreativität.[53] Im Rezeptteil findest du meine beiden absoluten Lieblingsrezepte, eine fermentierte Chilisoße (Seite 146) und Pinkes Kraut (Seite 150).

Meine Must-haves in der Küche

Neben den wichtigsten Vorräten und Ölen in der Küche sind mir Küchengeräte und geeignete Hilfsmittel besonders wichtig. Ich finde, sie erleichtern das Vorbereiten und Kochen enorm und können auch für einiges an Zeitersparnis sorgen. Sie sind auch gerade für Menschen mit eingeschränkter Motorik, Missempfindungen und Kraftlosigkeit sehr interessant.

Nicht ohne meine Küchengeräte und Hilfsmittel

> Mixer, Pürierstab, Küchenmaschine – praktische Helfer in der Küche. Sie erleichtern dir das Zubereiten und Kochen enorm.

Mein täglicher Begleiter ist in jedem Fall der Mixer, egal ob Standgerät, als Aufsatz für den Pürierstab oder der flexible Multi-Zerkleinerer. Wichtig ist, dass er richtig Power hat, sodass du mühelos Nüsse mahlen oder cremigen Hummus herstellen kannst. Solltest du noch keinen besitzen, lohnt sich die Anschaffung in jedem Fall. Ich nutze ein Kombigerät mit dem Pürierstab. Wenn er genug Power hat, reicht dies völlig aus. Und er nimmt nicht zu viel Platz im Schrank ein.

Wenn es in dein Budget passt, kann ich dir in jedem Fall eine multifunktionale Küchenmaschine empfehlen. Hier gibt es den Thermomix, Monsieur Cuisine, Krups Prep&Cook, Bosch Cookit und viele andere. Die Auswahl ist mittlerweile enorm und so sind die Geräte auch gut gebraucht zu bekommen. Da ist für jedes Budget etwas dabei, und sie nehmen dir wirklich einiges an Arbeit ab.

Auch gibt es verschiedene Utensilien im Sanitätshaus, speziell für das Vor- und Zubereiten. So findest du Schneidbretter mit Zubereitungshilfe, die für dich dein Gemüse „festhält" und mit einer Antirutschbeschichtung ausgestattet ist, oder Messer, die einen speziellen Griff haben, damit du nicht so viel Kraft aufwenden musst und sie besser für dich in der Hand liegen. Es gibt spezielle Sparschäler, Deckel- und Flaschenöffner – die Auswahl ist enorm.

Finde für dich heraus, was dir die Arbeit in der Küche erleichtert und wo du eventuell ein Hilfsmittel in Anspruch nehmen könntest, dann macht dir das Kochen (wieder) viel mehr Freude.

Meine Top-5-Öle und wie du sie verwendest

Die Unsicherheit, welches Öl zum Braten oder Backen verwendet wird und welches sich vielleicht doch nur für die kalte Küche eignet, ist groß. Damit du in deiner Küche Öle mit einem besonders hohen Anteil an Omega-3-Fettsäuren benutzt, habe ich dir in der Tabelle meine Lieblingsöle und deren Anwendung zusammengefasst.

Achte darauf, bei der Verwendung der Öle den Rauchpunkt nicht zu überschreiten. Der Rauchpunkt gibt an, wann Öle unter Hitze anfangen zu rauchen. Die Fette zersetzen sich und es entsteht gesundheitsschädliches Acrolein. Da eine schonende Zubereitung zusätzlich wichtige Vitamine erhält, solltest du beim Kochen und Braten nicht zu stark erhitzen. Dann läufst du auch nicht Gefahr, dass du den Rauchpunkt überschreitest. Für richtig heißes Anbraten eignet sich Kokosöl oder aber auch Ghee (geklärte Butter, Butterschmalz).

Gute Öle in der Küche

	OMEGA-6-ZU-OMEGA-3-VERHÄLTNIS	VERWENDUNG	AUFBEWAHRUNG	TIPPS
Leinöl	1:4	kalte Küche Rauchpunkt: 107 °C	im Kühlschrank	Ich nutze Leinöl am liebsten als Salatdressing – gerne auch gemischt mit Olivenöl, als Omega-3-Quelle im Smoothie, Porridge oder Joghurt. Nutze Leinöl am besten täglich, so schaffst du deine gute Omega-3-Grundlage für den Tag. Wenn du den Geschmack nicht so gerne magst, kombiniere bei süßen Gerichten mit Zimt und bei Dressings mit Senf, so geht der Geschmack des Öls etwas unter.
Olivenöl	9:1	kalte Küche, dünsten Rauchpunkt: 160–180 °C (nativ, kaltgepresst), > 200 °C (raffiniert)	kühl und dunkel	Ich verwende Olivenöl am liebsten als Salatdressing, zum Dünsten von Gemüse, als Geschmacksträger auf Broten und Gemüse. Nutze im besten Fall natives Olivenöl oder natives Olivenöl extra.
Rapsöl	2:1	kalte Küche, dünsten, braten, evtl. frittieren (muss auf dem Etikett stehen) Rauchpunkt: 110 °C (nativ, kaltgepresst), 190–230 °C (raffiniert)	kühl und dunkel	Ich verwende Rapsöl am liebsten für Salatdressings, zum Dünsten von Gemüse, Anbraten von Fisch, Fleisch und zum Marinieren von Ofengemüse. Achte darauf, ob sich das Rapsöl zum Braten eignet. In der Regel ist das auf dem Etikett angegeben.
Walnussöl	4:1	kalte Küche, dünsten Rauchpunkt: 160 °C	kühl und dunkel	Ich verwende Walnussöl gerne fürs Salatdressing oder gebe es über mein gedünstetes Gemüse.

	OMEGA-6-ZU-OMEGA-3-VERHÄLTNIS	VERWENDUNG	AUFBEWAHRUNG	TIPPS
Kokosöl	–	dünsten, braten, backen Rauchpunkt: 185–205 °C	kühl und dunkel aufbewahren: ab 23 °C (Raumtemperatur) wird es flüssig	Ich verwende Kokosöl am liebsten zum Ausbacken von süßen Speisen, wie Pancakes, zum Backen und scharf Anbraten. Kokosöl eignet sich prima für Kuchenböden ohne Backen. Mittlerweile gibt es auch milde Sorten, die nicht nach Kokos schmecken.

Die Umsetzung im Alltag

Die Theorie hast du jetzt drauf, nun musst du das Gelernte nur noch im Alltag umsetzen. Die Küchentipps können ein Anfang sein, wichtig ist aber auch, wie du Ernährung und Familie unter einen Hut bekommst oder wie du im Restaurant weitestgehend entzündungshemmend essen kannst. Was ist mit Ausnahmen oder Cheat Days (Schummeltage)? Wie sieht eine entzündungshemmende Mahlzeit aus? Das alles klären wir in den nächsten Abschnitten, sodass du gleich mit der Umsetzung beginnen kannst.

> Jetzt ist es wichtig, in die Umsetzung zu kommen, denn nur dann schaffst du es, nachhaltig etwas zu verändern.

Um in die Ernährungsumstellung zu kommen, solltest du dir zunächst einmal überlegen, was du an deinen bisherigen Ernährungsgewohnheiten noch verändern kannst, jetzt, wo du so viel über die entzündungshemmende Ernährung bei Multipler Sklerose gelernt hast. Schreibe dir am besten eine Liste mit allen Veränderungen, die du angehen möchtest. Schreibe die Veränderung so präzise wie möglich auf. Überlege, was du dafür tun kannst. Was hilft dir dabei, dein Ziel zu erreichen? Dann bewerte diese Veränderungen nach ihrem Schwierigkeitsgrad, also: Was, glaubst du, fällt dir am leichtesten umzusetzen, was am schwersten? Du kannst dafür einfach ein klassisches Schulnotensystem verwenden.

Du kannst auch noch einen Zeitraum definieren, wie schnell du diese Veränderung erreichen möchtest. Und dann startest du mit dem, was dir am leichtesten fällt. So gehst du Schritt für Schritt weiter vor, ganz ohne Druck und ohne dir zu viel vorzunehmen. Und wenn du mal nicht weiterkommst, dann nimmst du einfach deine Liste und bewertest neu – nichts ist in Stein gemeißelt, sondern kann ständig erneut angeschaut und umsortiert werden. Wie dein Zielsystem aussehen kann, habe ich dir anhand eines Beispiels dargestellt.

Zielsystem – neue Ernährungsgewohnheiten für die entzündungshemmende Ernährung

GEWÜNSCHTE VERÄNDERUNG	SCHWIERIGKEIT (1–6)	WAS ICH DAFÜR TUN KANN	ZEITRAUM
Ich möchte jeden Tag 2 Liter Wasser trinken.	2	Immer ein gefülltes Glas am Schreibtisch. Unterwegs immer eine Flasche Wasser dabei. Morgens nach dem Aufstehen ein Glas Wasser trinken.	Neue Routine innerhalb von 2 Wochen entwickeln.
Ich möchte jeden Tag 2 Portionen Gemüse und 1 Portion Obst mehr essen.	3	Rohkost zwischendurch essen. Als Snack einen Apfel essen. Mehr Gemüse statt Nudeln oder Reis essen.	Innerhalb von 4 Wochen möchte ich das schaffen.
Ich möchte mindestens 3x pro Woche mein Frühstück und Mittagessen vorbereiten.	5	Einen Wochenplan schreiben, um besser vorbereitet zu sein. Mehr Portionen kochen, damit etwas übrig bleibt. Nur 10 Minuten am Abend einplanen, um das Frühstück vorzubereiten.	Ich möchte mich innerhalb von 4 Wochen besser organisiert haben, um das zu schaffen.

GEWÜNSCHTE VERÄNDERUNG	SCHWIERIGKEIT (1–6)	WAS ICH DAFÜR TUN KANN	ZEITRAUM
Ich möchte nur noch 1 x pro Woche Fleisch essen.	6	Leckere Alternativen finden. Mehr vegetarische Lieblingsrezepte ausprobieren. Mir bewusst werden, welchen Einfluss tierische Fette auf meine Gesundheit haben. Der erste Schritt ist, von täglich Wurst wegzukommen. Dann im nächsten Schritt nur noch 3 x pro Woche Fleisch und dann auf nur noch 1 x zu kommen.	Ich glaube, hier werde ich länger brauchen, und plane mir dafür 3 Monate ein – Schritt für Schritt.
Ich möchte auf Schweinefleisch verzichten.	5	Eine Alternative zu Schweineschnitzel und Speck finden. Aufschreiben, wo überall Schweinefleisch enthalten ist.	Wenn ich Fleisch reduzieren kann, dann kann ich sicher auch auf Schweinefleisch verzichten – dieser Punkt ergibt sich mit dem Reduzieren von Fleisch.
Ich möchte mehr Omega-3-Fettsäuren in Form von Leinöl in meine Mahlzeiten integrieren.	1	Morgens in das Frühstück geben. Salatdressing mit Leinöl zubereiten.	Dein erstes Ziel: Routine entwickeln innerhalb von 3 Wochen.
Ich möchte pro Woche 2 x 20 Minuten spazieren gehen.	2	Ich suche mir eine schöne Strecke. Vielleicht kann ich auch in der Mittagspause eine Runde gehen. Ich frage eine Freundin, ob sie mitkommt. Vielleicht kann ich den Nachbarshund ab und zu mal ausführen.	Neue Routinen entwickeln innerhalb von 3–4 Wochen.

Wichtig ist, dass du dranbleibst und dass du erst eine neue Ernährungsgewohnheit etablierst, bevor du den nächsten Schritt machst. So kannst du auch die positiven, neutralen oder negativen Effekte besser wahrnehmen und für dich entscheiden, wie es weitergehen soll. Nimmst du dir zu viel auf einmal vor, könnte deine Motivation relativ schnell nachlassen. Besser ein Schritt nach dem anderen.

Familie und entzündungshemmende Ernährung im Einklang

Sicher fragst du dich auch, wie du die Ernährungsempfehlungen bei Multipler Sklerose in Einklang mit deiner Familie bringen sollst. Deine Kinder essen nicht so gerne Gemüse und vielleicht nicht unbedingt Vollkornnudeln? Und dein Partner ist doch eher der Fleischesser?

Nehmt euch in jedem Fall Zeit, darüber zu sprechen, das macht es wesentlich einfacher in der Umsetzung.

Setzt euch in jedem Fall zusammen und besprecht, welche Vorteile diese Ernährungsweise für dich bringt. Neben der Reduzierung von chronischen Entzündungsprozessen können sich auch Begleiterscheinungen wie Muskel- oder Gelenkschmerzen, Müdigkeit, Konzentrationsprobleme, Verdauungsbeschwerden und dein allgemeines Wohlbefinden verbessern. Das sollte meiner Meinung nach Grund genug sein, dass alle an einem Strang ziehen. Außerdem gibt es genug Gründe, auch ohne MS auf eine gesunde Ernährung umzusteigen oder wenigstens einige Elemente zu übernehmen.

Macht euch eine Liste davon, was alle gerne essen und schaut dann, was in die entzündungshemmende Ernährung passt. Manchmal sind es nur wenige Komponenten, die ausgetauscht werden müssen. Vielleicht schafft ihr es, euch auf maximal ein bis zwei Fleischmahlzeiten die Woche festzulegen – was nicht bedeutet, dass du hier zwingend mitessen musst, denn hier kannst du für dich auf Alternativen zurückgreifen, z. B. Patties aus Linsen, Kichererbsen oder Grünkern. Mittlerweile gibt es sehr gute Alternativen, die nicht zu stark verarbeitet oder mit Zusatzstoffen versehen sind.

Wenn ihr alle gerne Fisch mögt, macht einen Tag in der Woche zum Fischtag – das kann ganz klassisch der Freitag sein. Dazu gibt es Gemüse, und die Kinder kannst du versuchen, mit Gemüsenudeln aus Zucchini oder Möhren zu begeistern. Wie wäre es, einmal Vollkorn- und normale Nudeln zu mischen? Oder kombiniere Kichererbsen-, Erbsen- und Linsennudeln, so bekommst du eine bunte Mischung auf den Teller, die den Kindern sicherlich gefallen wird. Bei kleineren Kindern kannst du versuchen, ihnen das gesunde Essen kreativ schmackhaft zu machen.

Kleinen Kindern kannst du gesundes Essen kreativ schmackhaft machen!

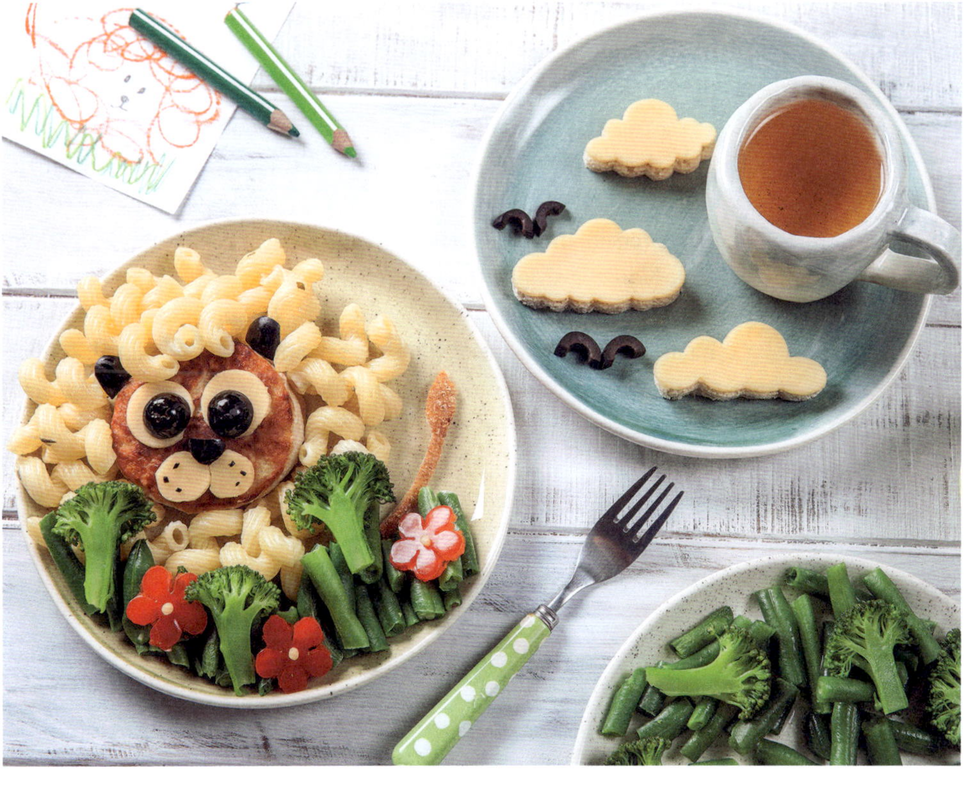

Es gibt so viele Möglichkeiten, allen gerecht zu werden. Mische Dinkelvollkornmehl und Dinkelmehl Type 1050, dies hat einen höheren Nährstoffgehalt als Dinkelmehl Type 630. Eine weitere Möglichkeit ist, dir bestimmte Komponenten für deine Mahlzeiten vorzukochen, um Zeit und Aufwand zu sparen. Nudeln, Reis und Kartoffeln profitieren sogar vom Vorkochen, da sie resistente Stärke ausbilden, die sich positiv auf den Darm auswirkt.

Die 80:20-Regel: Besser als ein Cheat Day

Nutze die 80:20-Regel, statt einen Schummeltag einzulegen, denn der bringt deinen Körper und deine Verdauung durcheinander.

Sicher hast du schon einmal von der 80:20-Regel gehört. Sie besagt, dass die Ernährung zu 80 % gesund und ausgewogen und zu 20 % Ausnahme sein sollte. Diese Regel ist in jedem Fall besser, als einen Cheat Day einzulegen. Am Schummeltag wird oft überwiegend ungesund gegessen, und seien wir mal ehrlich: Das überfordert unseren Körper und vor allem den Darm. Es bringt die Verdauung aus dem Gleichgewicht und macht alles zunichte, was du dir die ganze Woche über mit deiner entzündungshemmenden Ernährung aufgebaut hast, denn je nachdem, was beim Schummeln auf den Teller kommt, kannst du damit einen Sturm an freien Radikalen auslösen und damit ein riesiges Entzündungsfeuer entfachen.

Gönne dir also lieber ab und zu eine Ausnahme, anstatt einen ganzen Tag lang alle Empfehlungen über Bord zu werfen. Zudem lassen sich mit der 80:20-Regel Heißhungerattacken vorbeugen und eine Ernährungsumstellung fühlt sich nicht so sehr nach Verzicht an. Mit dieser Regel kannst du deine entzündungshemmende Wohlfühlernährung finden, die gut in deinen Alltag passt.

Gesund essen im Restaurant

Bei einer Ernährungsumstellung können Restaurantbesuche leicht überfordern. Du bist unsicher, was du bestellen sollst, und machst dir Gedanken, ob es in deine Ernährungsweise passt. Natürlich sind Ausnahmen nicht verboten, allerdings empfehle ich, die restlichen Mahlzeiten des Tages so gesund und entzündungshemmend wie möglich zu halten.

Mir ist es wichtig, dass du nicht zu streng zu dir bist und dir Restaurantbesuche verbietest, weil du deiner Meinung nach dort eh nichts zu essen findest. Genieße einen schönen Abend mit deinem Partner oder der Familie und nimm gern meine Tipps für einen entspannten Restaurantbesuch an.

Vier Tipps für einen entspannten Restaurantbesuch

Der knurrende Magen sollte lieber zu Hause bleiben. Wenn du am Abend ins Restaurant gehst, solltest du nicht bis dahin hungern. Wenn du mit knurrendem Magen ins Restaurant gehst, läufst du Gefahr, zu viel zu bestellen und vielleicht eine ungünstige Wahl bei den Gerichten zu treffen. Iss am Nachmittag noch einen Joghurt oder ein Stück Obst als Snack. Damit vermeidest du, über die Stränge zu schlagen und dich danach und vielleicht sogar am nächsten Morgen noch unwohl zu fühlen.

Suche dir fettarme Speisen aus. Bestelle, wenn möglich, Fisch oder fettarmes Fleisch wie Hähnchen- oder Putenbrust (ohne Haut). Dazu ein Salat mit gedünstetem oder gegrilltem Gemüse. Ab und zu mal Bratkartoffeln (ohne Speck) oder Pommes sind als Ausnahme gelegentlich in Ordnung – ich liebe Pommes! Kombiniere am besten auch hier mit einem Salat und einer Gemüsebeilage.

Bestelle die Soße und das Dressing separat. Lass dir die Soße separat servieren. So kannst du erst einmal probieren und nur so viel nehmen, wie du möchtest. Oft werden in Restaurants Fertigsoßen verwenden, die viel Fett, Zucker und Zusatzstoffe enthalten. Alternativ kannst du dir auch Kräuterquark oder ein Stück Kräuterbutter dazu bestellen. Gleiches gilt für das Salatdressing. Manchmal wird auch hier auf ein Fertigdressing zurückgegriffen. Bestelle am besten ein Dressing aus Essig und Öl, das meist frisch in der

Küche angerührt wird. In italienischen Restaurants ist es einfach, dort stehen Essig und Öl auf dem Tisch und du kannst selbst dosieren.

Alkohol lässt Entzündungswerte steigen und kann MS-Symptome verstärken. Alkohol ist eines der meistverzehrten Genussgifte. Nicht nur, dass Alkohol den Appetit anregt, er lässt zudem die Entzündungswerte stark ansteigen, was dazu führen kann, dass sich MS-Symptome zeigen. Alkohol bringt das Gleichgewicht verschiedener Botenstoffe durcheinander. Reize werden gehemmt und Nervenzellen sind weniger aktiv. Gegen ein kleines Glas Wein oder Bier zum Essen ist nichts einzuwenden, ein alkoholfreies Bier kann durchaus eine Alternative sein. Übertreiben solltest du es mit Alkohol nicht.

Ernährungsempfehlungen

Wie schaut die richtige Ernährung bei Multipler Sklerose zusammengefasst aus und auf was gilt es zu achten?

Allgemein gilt, dass die richtige Ernährung bei Multipler Sklerose eine pflanzenbetonte Kost mit reichlich Gemüse, Hülsenfrüchten, Pseudogetreide und Frischkost ist. Sie enthält Kohlenhydrate aus Getreide, Nudeln und Kartoffeln nur in Maßen und ist durch den hohen Anteil an Gemüse und Hülsenfrüchten ballaststoffreich für einen gesunden Darm. Außerdem umfasst sie einen hohen Anteil an kaltgepressten und Omega-3-reichen Ölen.

Die Gerichte werden möglichst schonend gegart durch Dünsten, Dämpfen und Schmoren, und es werden wenig bis keine stark verarbeiteten Nahrungsmittel verwendet. Tierische Lebensmittel werden weitestgehend reduziert, und wenn sie auf den Teller kommen, dann in entsprechender Qualität. Die Vielfalt von Kräutern und Gewürzen und das Verwenden von Kernen und Saaten werten die Gerichte noch einmal auf.

Für einen gesunden Darm dürfen es reichlich Ballaststoffe in Form von Obst und Gemüse sein und im besten Fall täglich etwas Fermentiertes in Form von frischem Sauerkraut, Kimchi, Kefir, Kombucha. Das fördert das Bakterienwachstum und stärkt die Darmbarriere und damit das Immunsystem.

Bei industriell hergestellten Nahrungsmitteln sollte die Zutatenliste so kurz und natürlich wie möglich sein. Auch bei Pflanzendrinks, Joghurt und Frischkäse solltest du unbedingt darauf achten. Es gibt einige Hersteller, deren Zutatenlisten sehr lange sind.

Nachfolgend findest du eine Liste mit Empfehlungen für bestimmte Lebensmittel, die du beim Einkaufen und Kochen zurate ziehen kannst.

Lebensmittelempfehlungen für die richtige Ernährung bei Multipler Sklerose

KATEGORIE	EMPFEHLENSWERT	IN MAßEN EMPFEHLENSWERT	NICHT EMPFEHLENSWERT
Brot, Getreide, Pseudogetreide, Nudeln, Kartoffeln und Reis	• Hirse • Buchweizen • Quinoa • Süßkartoffeln • Nudeln aus Hülsenfrüchten	• Vollkornbrot • Vollkorngetreideprodukte • Haferflocken • Müsli ohne Zucker • Vollkornnudeln • Vollkorn oder parboiled Reis • Pellkartoffeln	• Weißbrot • Toastbrot • Zwieback • Weizen- und Milchbrötchen • Croissants • Hartweizennudeln • geschälter/polierter Reis • Pommes • Kroketten • Kartoffelpuffer • Fertiggerichte • Junkfood

▶▶

KATEGORIE	EMPFEHLENSWERT	IN MAßEN EMPFEHLENSWERT	NICHT EMPFEHLENSWERT
Obst	• saisonal und regional • zuckerarme Sorten bevorzugen: Beeren, Apfel, Wassermelone, Avocado, Papaya, Aprikosen, Sauerkirschen, Pflaumen, Zwetschgen • Obstmark ohne Zucker • noch etwas grüne Bananen	• reife Banane • Kaki (Sharon) • Weintrauben • Kirsche • Ananas • Mango • Honigmelone und Birne	• gezuckerte Obstkonserven und Obstmus mit Zucker • kandiertes Trockenobst • fertige Smoothies
Gemüse	• nach Verträglichkeit • regional und saisonal • frisch • Tiefkühlgemüse ohne Zusätze	• Gemüse aus Gläsern oder Konserven ohne Zusätze	• Gemüse aus Gläsern oder Konserven mit Zucker und anderen Zusätzen
Nüsse und Samen	• Walnüsse • Mandeln • Cashewnüsse • Macadamia • Leinnüsse • Hanfnüsse • Chiasamen • Pekannüsse • Kokosnuss • Esskastanie	• Sonnenblumenkerne • Kürbiskerne • Sesam • Haselnüsse • Pinienkerne • Paranüsse	• Erdnüsse und gesalzene Nüsse

KATEGORIE	EMPFEHLENSWERT	IN MAẞEN EMPFEHLENSWERT	NICHT EMPFEHLENSWERT
Fette und Öle	• Olivenöl • Rapsöl • Hanföl • Chiaöl • Walnussöl • Leinöl • Kokosöl • Avocadoöl	• Butter • Kürbiskernöl • Sesamöl • Ghee • Alsan (vegane Butter-alternative)	• Schweine- und Gänseschmalz • Palmfett • Sojaöl • Sonnenblumenöl • Distelöl • Margarine aus gehärteten Fetten • Mayonnaise
Getränke	• stilles Wasser • ungezuckerter Tee	• Kaffee • Saftschorle selbst gemischt im Verhältnis 3:1	• Fruchtsaft • Fruchtschorlen • Softdrinks • Milchmixgetränke • Alkohol
Fisch und Meeres-früchte	• Lachs • Makrele • Hering • Forelle (Orientierung gibt der WWF-Fisch-ratgeber)	• Thunfisch	• panierter Fisch
Wurstwaren und Fleisch		• magerer Aufschnitt wie Puten-brustaufschnitt • Fleisch aus Weide- bzw. Freilandhaltung wie Hühnerfleisch, Putenfleisch, Rinderfilet, Kalbfleisch oder Wild	• Schweinefleisch • stark verarbeitete Wurst-waren: Leberwurst Mettwurst Weißwurst Salami Schinkenspeck Mortadella Fleischwurst Bockwurst Bratwurst Blutwurst Fleischkäse Nackenfleisch Bauchspeck

▶▶

KATEGORIE	EMPFEHLENSWERT	IN MAẞEN EMPFEHLENSWERT	NICHT EMPFEHLENSWERT
Eier Milch und Milch-produkte Käse		• Bio-Eier aus Freilandhaltung • Weidemilch bis 3,5 % Fett • Kefir • Buttermilch • Speisequark bis 20 % Fett • fettreduzierter Frischkäse • Naturjoghurt bis 3,5 % Fett • Sojadrink • Sojajoghurt • Käse bis 45 % Fett i. Tr.: Schnittkäse Weichkäse Feta Mozzarella • Milch, Milchprodukte und Käse im besten Fall aus Weidemilch bzw. bio	• Mayonnaise • Crème fraîche • Schlagsahne • gesüßte Fertigprodukte wie Pudding, Milchreis, Frucht-joghurt, Fruchtquark, Kakaozubereitungen, Fruchtbuttermilch
Süßigkeiten Zucker und Knabbereien		• Zartbitterschokolade (mindestens Kakao 80 %) • Honig • Ahornsirup • Dattelsirup • Agavendicksaft	• süße Backwaren • Süßigkeiten • süße Milchprodukte • Salzgebäck • Chips • Flips • Haushalts- und Roh-rohrzucker • brauner Zucker • Kokosblütenzucker • Süßstoffe • Zuckeraustauschstoffe wie Xylit, Sorbit und Mannit

KATEGORIE	EMPFEHLENSWERT	IN MAẞEN EMPFEHLENSWERT	NICHT EMPFEHLENSWERT
Sonstiges (vegetarische/vegane Alternativen)	• Bulgur • Couscous und Pasta aus Hülsenfrüchten • Erbsenschnetzel • Jackfruit • Pflanzenmilch (ungesüßt) • Tofu aus Kichererbsen • Tempeh aus Bohnen oder Kichererbsen	• Falafel oder Bratlinge als „Fertigmischung" aus natürlichen Zutaten • Nudeln aus Hülsenfrüchten • veganer Quark • Joghurt • Sahne • Crème fraîche und Frischkäse auf Basis von Hafer, Mandel, Kokos, Cashew oder Erbse • vegane Aufstriche ohne Sonnenblumenöl • Sojaschnetzel • Tofu • Tempeh • veganes Hack aus Erbsenprotein • veganer Mozzarella oder Feta	• hoch verarbeitete vegane Ersatzprodukte mit langen Zutatenlisten wie Fleischersatzprodukte, Aufschnitt, Käse • Seitan • gesüßte Joghurtalternativen

Mein antientzündlicher Teller

Der antientzündliche Teller veranschaulicht sehr gut die Aufteilung der einzelnen Komponenten auf dem Teller. Er zeigt auf, welche Lebensmittel über den Tag verteilt aufgenommen werden sollten. So können sich die einzelnen Nährstoffe ergänzen und du gelangst zu einer entzündungshemmenden, vollwertigen Ernährung.

Der Hauptbestandteil einer Mahlzeit sollte im besten Fall immer Gemüse sein. Beim Frühstück darf es auch etwas weniger sein, dennoch sollte auch hier eine gute Portion Obst oder Gemüse vorkommen.

Pflanzliche Proteine in Kombination mit Vollkorn- oder Pseudogetreide sind zudem eine bedeutende Komponente. Da weniger tierische Nahrungsmittel verzehrt werden und damit auch weniger Proteine, ist es besonders wichtig, auf eine entsprechende Zufuhr von pflanzlichen Proteinen zu achten. Besonders empfehlenswert sind hier Hülsenfrüchte, Quinoa, Leinsamen, Chia, Süßlupine, Hanfsamen und Haferflocken. Sojaprodukte wie Tofu, Tempeh, Sojajoghurt oder Quark solltest du nur in Maßen verzehren, da sie viele Omega-6 Fettsäuren enthalten. Siehe dazu auch die Tabellen ab Seite 204.

Gelegentlich kannst du auf fettreichen Seefisch zurückgreifen. Dabei gilt, je kleiner der Fisch, desto weniger belastet ist er. Auch sollte auf nachhaltigen Fang geachtet werden. Die verschiedenen Siegel geben dir einen guten Anhaltspunkt, welcher Fisch aus nachhaltigem Fang stammt. Die wichtigsten und bekanntesten sind: Aquaculture Stewardship Council (ASC), Marine Stewardship Council (MSC) oder das Naturland-Siegel und Wildfisch-Siegel. Eine gute Informationsquelle ist der WWF-Fischratgeber (https://fischratgeber.wwf.de).

> Native und kaltgepresste Öle mit einem hohen Omega-3-Anteil sind ein absolutes Muss!

Native und kaltgepresste Öle mit einem hohen Omega-3-Anteil sind ein absolutes Muss! Integriere diese regelmäßig in deine Mahlzeiten, genau wie Nüsse, Saaten und Kerne. Sie werten deine Speisen mit wichtigen Omega-3-Fettsäuren und Vitalstoffen auf.

Würze, was das Zeug hält! Sei bitte nicht sparsam mit Gewürzen. Sie enthalten entzündungshemmende sekundäre Pflanzenstoffe, Gerbstoffe und ätherische Öle. Spare dafür lieber etwas an Salz, bei dem du übrigens auch auf gute Qualität achten solltest. Greife lieber zum naturbelassenen Meersalz, Kristallsalz, Ursalz bzw. Steinsalz als zu Tafel- oder Speisesalz. Hast du schon einmal Hefeflocken (siehe ab Seite 88) probiert? Sie sind auf jeden Fall eine Anschaffung wert und können dir dabei helfen, den Salzkonsum zu reduzieren. Sie lassen sich im Salatdressing genauso gut verwenden, wie sie gemixt mit Cashews als Parmesanersatz einsetzbar sind.

Trinken solltest du täglich mindestens 1,5 Liter Wasser oder ungesüßte Tees über den Tag verteilt. Am besten geeignet ist stilles Wasser, da es weder die Blase zu stark reizt noch für einen aufgeblähten Bauch und Aufstoßen sorgt. Trinke ca. 30 Minuten vor oder während dem Essen, das kann die Verdauung unterstützen, da Wasser ein wichtiges Transportmittel ist. Gerade Ballaststoffe können in Verbindung mit Wasser aufquellen und damit die Verdauung positiv beeinflussen. Das Trinken vor und während der Mahlzeit kann zudem den Appetit senken und beim Abnehmen helfen.

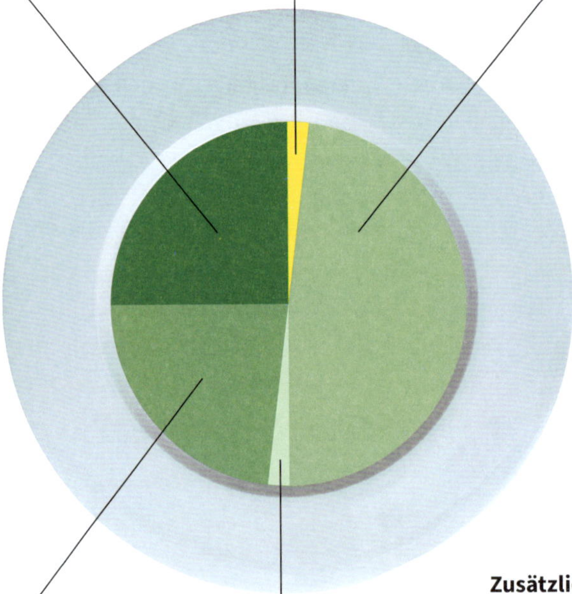

Der antientzündliche Teller

Bevor du loslegst

In meinen Rezepten kannst du die veganen Nahrungsmittel gerne mit den empfehlenswerten Zutaten aus der Liste variieren. Gleiches gilt natürlich, wenn du dich glutenfrei ernährst. Wichtig ist mir, dass du auf Qualität bei der Auswahl der tierischen Lebensmittel setzt, denn ob die Milch aus der Massentierhaltung stammt oder von Kühen, die auf der Weide leben, macht einen Unterschied – vor allem im Gehalt der Fettsäuren, die einen wesentlichen Einfluss auf das Entzündungsgeschehen haben.

Im Anhang des Buches findest du ausführliche Tabellen zum Fettsäurespektrum und -gehalt sowie zum Proteingehalt verschiedener Lebensmittel.

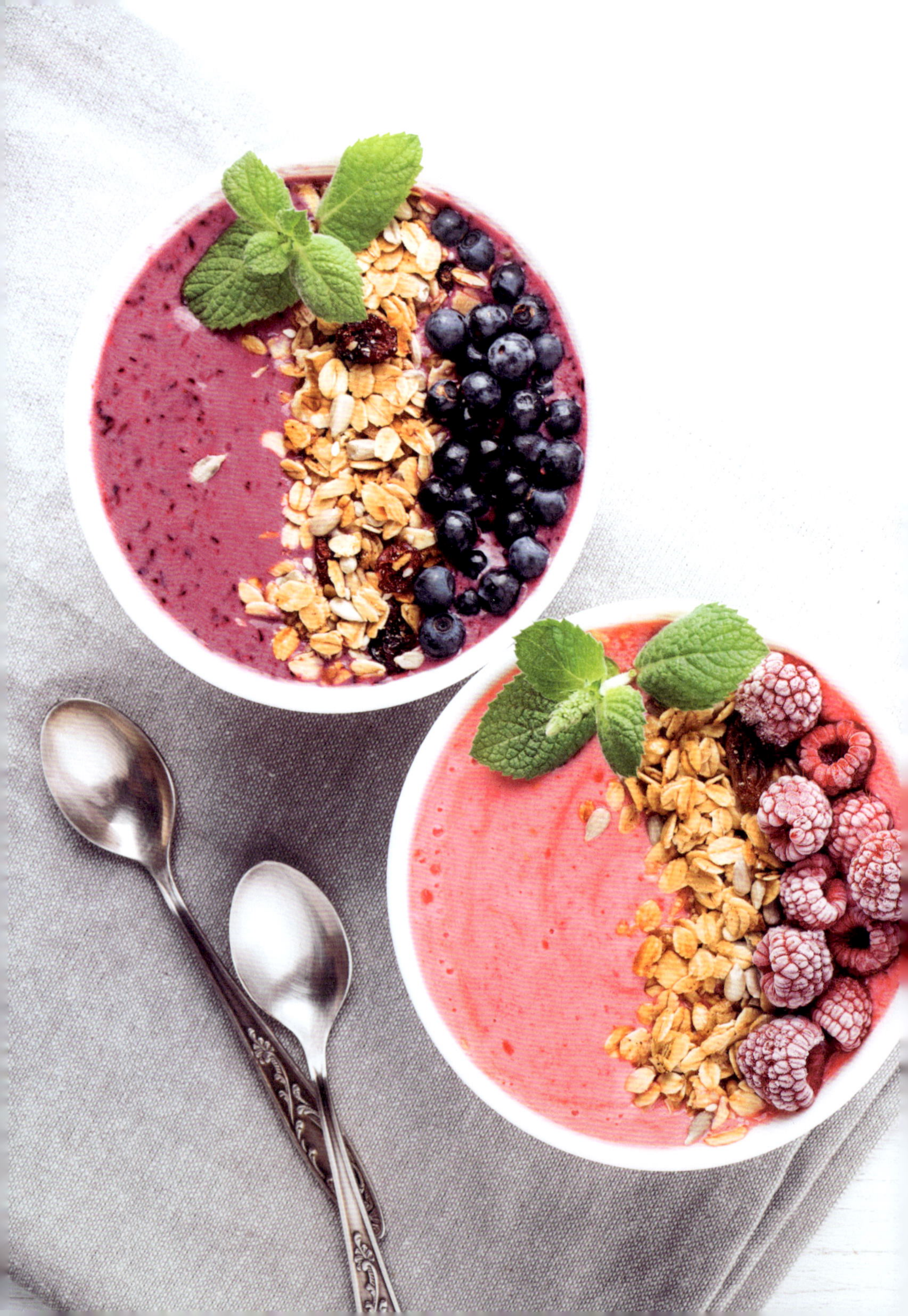

60 KÖSTLICHE REZEPTE

Jetzt darf gekocht werden! Im Rezeptteil findest du leckere Frühstücksideen, vielfältige Hauptgerichte, Inspirationen zum Fermentieren, kleine Snacks und süße Desserts. Die Rezepte sind von mir mit viel Liebe zusammengestellt und gekocht worden. Du kannst sicher sein, dass sie alle unglaublich lecker sind. Suche dir dein neues Lieblingsrezept heraus! Und hier noch ein Hinweis für die Symbole, die du bei den Rezepten findest:

- P = eiweißreich
- B = ballaststoffreich
- O = reich an Omega-3
- M = Meal-Prep-geeignet
- V = vegan

FRÜHSTÜCK

Good Morning Oatmeal

B O M V

Zubereitungszeit: ca. 25 Minuten

Eine Portion enthält:

607 kcal (2543 kJ)	65,1 g Kohlenhydrate
13,4 g Eiweiß	13,1 g Ballaststoffe
28,9 g Fett	

Zutaten für 2 Portionen

100 g kernige Haferflocken
1 Banane
150 ml Haferdrink
100 g Heidelbeeren (TK)
½ TL Zimt
1 EL Leinöl
200 g pflanzlicher Joghurt (z. B. Kokos)
2 EL Pekannusskerne (30 g)
2 EL geschrotete Leinsamen
2 EL gepuffte Quinoa
2 TL Ahornsirup oder Honig

Zubereitung

1 Die Haferflocken ca. 20 Minuten in warmem Wasser einweichen. In der Zwischenzeit die Banane schälen und in Stücke schneiden. Zusammen mit 150 ml Haferdrink, Heidelbeeren, Zimt und Leinöl in einen Mixer geben und zu einer dickflüssigen Soße mixen.

2 Die Haferflocken abtropfen lassen und zusammen mit dem Joghurt in zwei Schüsseln aufteilen. Die Pekannüsse grob hacken.

3 Die Fruchtsoße über die Haferflocken geben und mit Pekannüssen, Quinoa und Leinsamen garnieren. Bei Bedarf etwas Ahornsirup darüberträufeln.

TIPP

Noch etwas grüne Bananen enthalten resistente Stärke, die gut für den Darm ist und als Futter für die Darmbakterien dient. Reife Bananen enthalten dafür mehr Zucker und eignen sich eher zum natürlichen Süßen von Speisen.

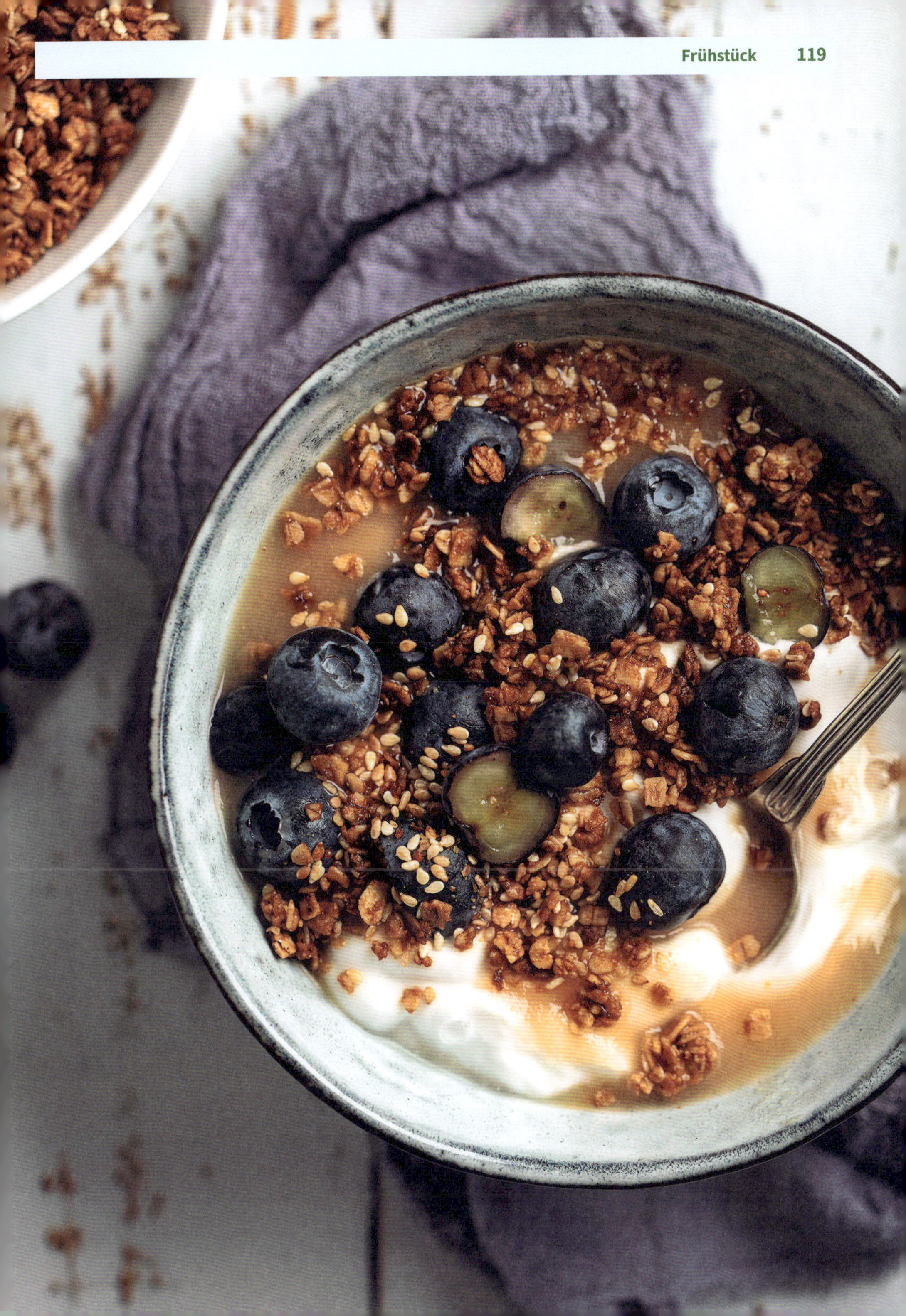

Crunchy Hüttenkäse

P O M

Zubereitungszeit: ca. 10 Minuten

Eine Portion enthält:

505 kcal (2116,5 kJ)	45,7 g Kohlenhydrate
21,2 g Eiweiß	6,8 g Ballaststoffe
25,7 g Fett	

Zutaten für 2 Portionen

80 g kernige Hafer- oder Dinkelflocken
2 EL gehackte Walnüsse
½ TL Zimt
½ TL gemahlener Kardamom
200 g Bio-Hüttenkäse
200 g pflanzlicher Joghurt
1 EL Leinöl
1 Stück Ingwer (1 cm)
1 Apfel
1 EL Honig

Zubereitung

1 Haferflocken und gehackte Walnüsse in einer Pfanne ohne Fett anrösten, bis sie leicht braun werden. Gewürze untermischen und vom Herd nehmen.

2 Hüttenkäse, Joghurt und Leinöl miteinander verrühren und auf zwei Schüsseln verteilen. Den Ingwer schälen und in den Hüttenkäse reiben. Den Apfel waschen, entkernen und in schmale Stifte schneiden.

3 Den Hafer-Crunch auf dem Hüttenkäse verteilen, den Apfel darübergeben und mit etwas Honig beträufeln.

TIPP

Kernige Hafer- oder Dinkelflocken enthalten oft mehr Ballaststoffe als feine oder gar Porridgeflocken. Bevorzuge kernige Haferflocken und gib sie noch einmal kurz in den Mixer, wenn du sie für ein Porridge verwenden möchtest.

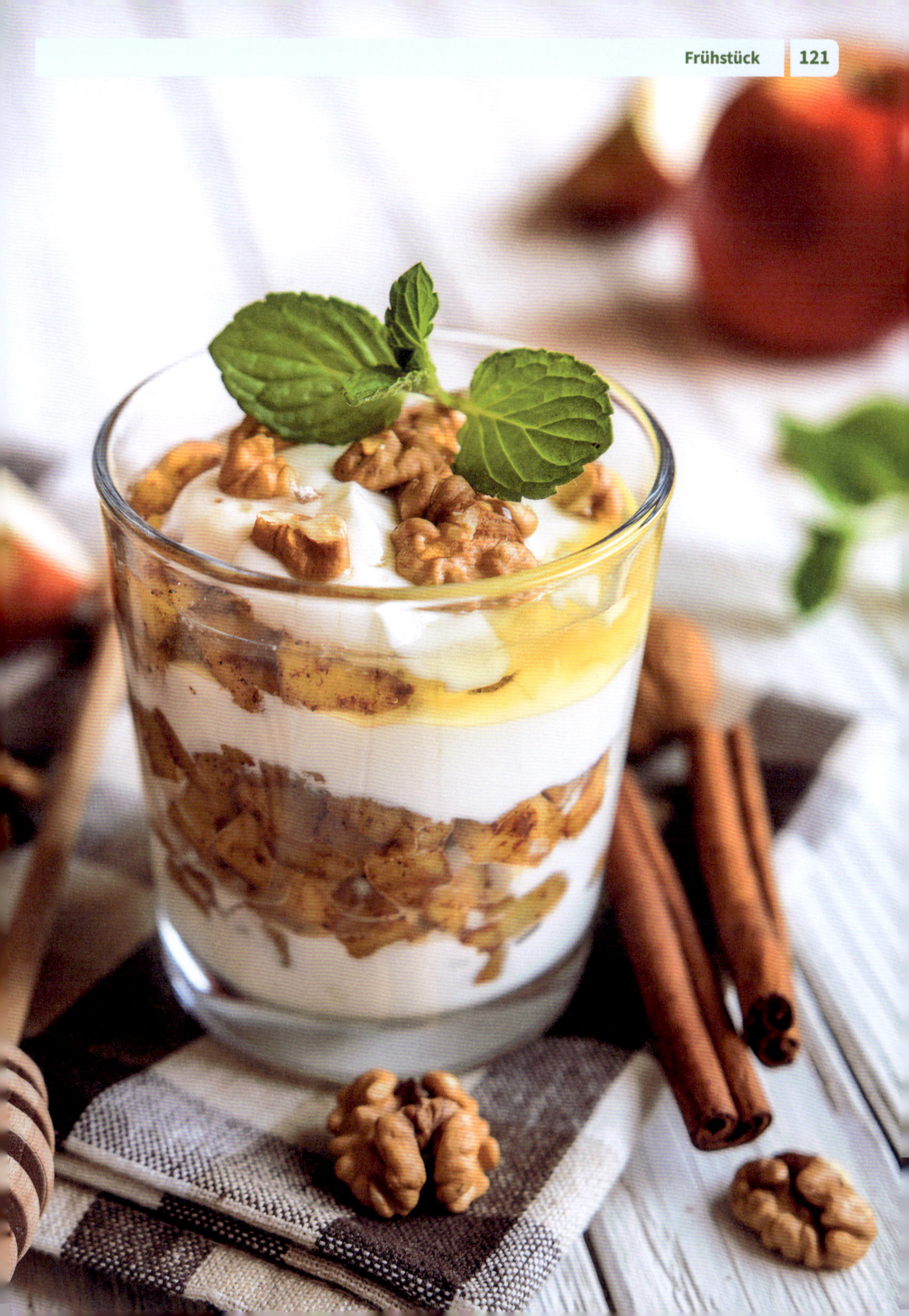

Morning Glow Smoothie

O M

Zubereitungszeit: ca. 5 Minuten

Eine Portion enthält:

225 kcal (944,5 kJ)	32,6 g Kohlenhydrate
4,5 g Eiweiß	6,1 g Ballaststoffe
6,5 g Fett	

Zutaten für 2 Portionen

1 kleiner Apfel (z. B. Elstar)
2 Stangen Sellerie
1 Stück frische Kurkuma (ca. 10 g) oder 2 TL Kurkumapulver
1 Stück Ingwer (ca. 1 cm)
½ Mango (alternativ 100 g TK-Ware)
½ TL Zimt
1 TL Honig
30 g Haferflocken
1 EL Leinöl
½ frisch gepresste Bio-Zitrone
1 frisch gepresste Bio-Orange

Zubereitung

1 Apfel, Sellerie, Kurkuma und Ingwer waschen und abtrocknen. Den Apfel entkernen und zusammen mit den restlichen Zutaten in große Stücke schneiden.

2 Die Zitrone und Orange waschen, abtrocknen und auspressen. Alle Zutaten zusammen in einen Hochleistungsmixer geben. 200 ml Wasser zufügen und zu einem cremigen Smoothie mixen.

3 Den Smoothie auf zwei Gläser verteilen und genießen.

TIPP

Smoothies sollten immer auch einen Anteil an Gemüse enthalten, denn zu viel Obst, vor allem zuckerreiches, kann sich negativ auf das Gewicht auswirken: Ein einziger Obstsmoothie enthält oft mehr Obst als die empfohlenen zwei Portionen am Tag.

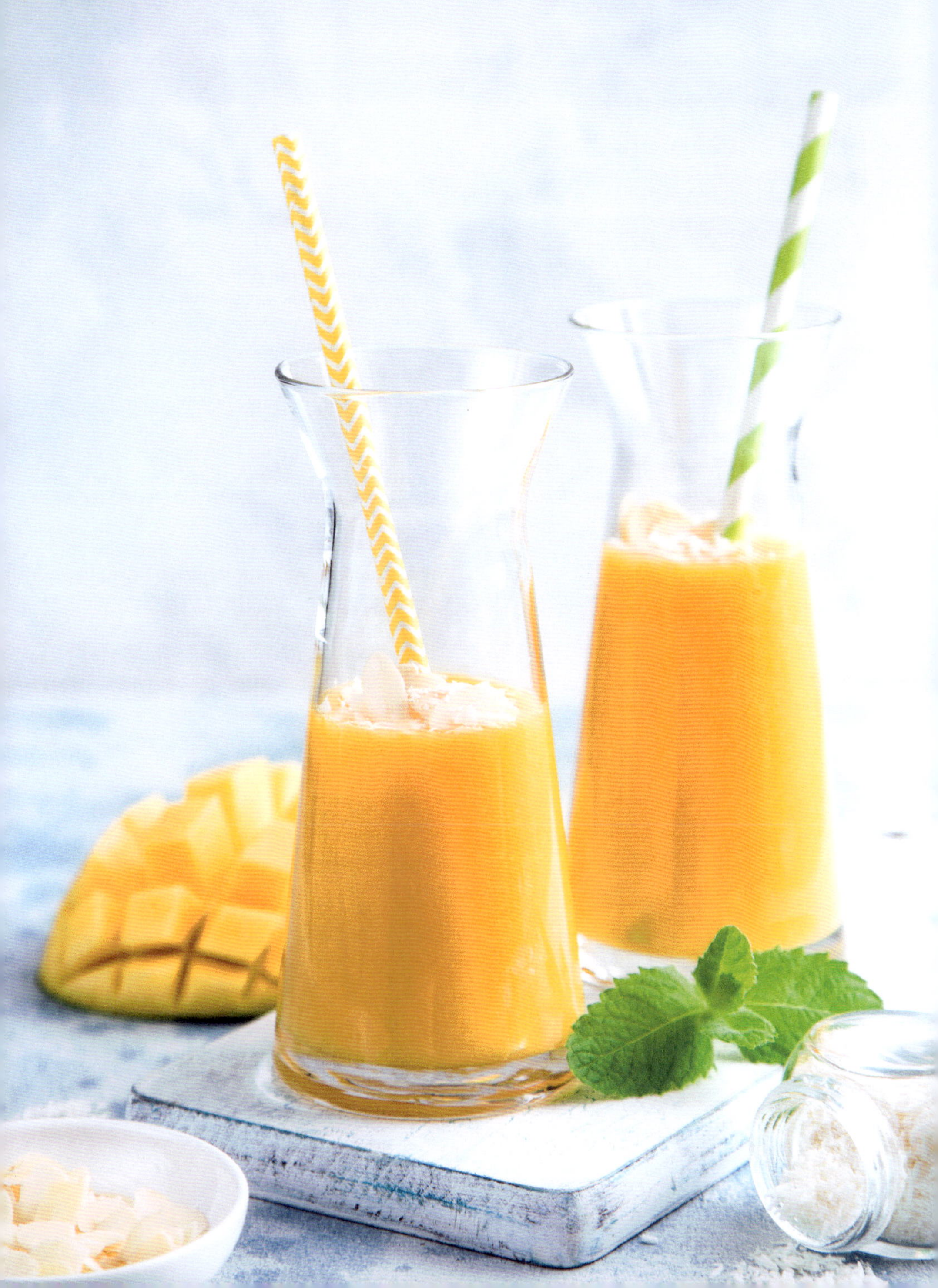

Orangen-Porridge mit Granatapfelkernen

P B O M

Zubereitungszeit: ca. 10 Minuten

Eine Portion enthält:

488 kcal (2044 kJ)
18,7 g Eiweiß
19,6 g Fett
52,8 g Kohlenhydrate
12,4 g Ballaststoffe

Zutaten für 2 Portionen

80 g Haferflocken
200 ml Pflanzendrink (Hafer oder Mandel)
½ TL Zimt
1 TL Honig
1 Bio-Orange
200 g Bio-Joghurt, 1,5 % Fett
1 EL Leinöl
2 EL geschrotete Leinsamen
2 EL Granatapfelkerne
20 g gehackte Mandelkerne

Zubereitung

1 Haferflocken zusammen mit dem Pflanzendrink, Zimt und Honig in einen Topf geben. Die Orange heiß abwaschen, trocken reiben und etwas von der Schale abreiben. Zu den Haferflocken geben, bei mittlerer Hitze aufkochen und 5 Minuten köcheln lassen.

2 In der Zwischenzeit die Schale von der Orange lösen, das Fruchtfleisch halbieren und in Scheiben schneiden.

3 Das Porridge vom Herd nehmen und kurz abkühlen lassen. Joghurt und Leinöl unterrühren und auf zwei Schüsseln verteilen. Mit Orangen, Leinsamen, Granatapfelkernen und Mandeln garnieren und servieren.

Orientalisches Bulgur-Frühstück

P M

Zubereitungszeit: ca. 15 Minuten

Eine Portion enthält:

477,5 kcal (1.999,5 kJ)
21,5 g Eiweiß
15,4 g Fett
59,3 g Kohlenhydrate
7 g Ballaststoffe

Zutaten für 2 Portionen

80 g Bulgur (aus Buchweizen, Dinkel oder Hülsenfrüchten)
1 TL Bourbon-Vanillezucker
½ TL gemahlener Kardamom
½ TL Zimt
1 Msp. Ingwerpulver
1 Bio-Orange
1 EL gehackte Pistazien
1 EL Mandelblättchen
200 g Bio-Magerquark
200 g pflanzlicher Joghurt
2 TL Honig
1 EL Granatapfelkerne

TIPP

Bulgur besteht normalerweise aus Weizen. Mittlerweile gibt es viele Alternativen aus Buchweizen, Dinkel oder gar aus Hülsenfrüchten wie Kichererbse oder Lupine.

Zubereitung

1 Bulgur mit den Gewürzen vermischen. Die Orange abwaschen, abtrocknen, etwas Schale abreiben und zum Bulgur geben. Die doppelte Menge an Wasser hinzufügen und zum Kochen bringen. Bei kleiner Hitze ca. 10 Minuten köcheln lassen, gelegentlich umrühren.

2 Die Orange schälen, in Spalten zerteilen und in kleine Stücke schneiden.

3 Die Pistazien und Mandelblättchen kurz ohne Fett in einer Pfanne anrösten.

4 Quark mit Joghurt und Honig glatt rühren und in zwei Schälchen verteilen. Bulgur, Orange, Granatapfelkerne, Pistazien und Mandelblättchen hinzufügen und als Frühstück genießen.

TIPP

Das Weiße unter der Schale der Orange enthält wertvolle Ballaststoffe, daher lasse es beim Schälen unbedingt dran.

Heidelbeer-Skyr-Bowl mit Mandeln

P B O M

Zubereitungszeit: ca. 20 Minuten

Eine Portion enthält:

485,5 kcal (2.033 kJ)
32,6 g Eiweiß
18,5 g Fett
43,8 g Kohlenhydrate
10 g Ballaststoffe

Zutaten für 2 Portionen

- 180 g Heidelbeeren (TK)
- 80 g Himbeeren (TK)
- 1 kleine Banane
- 2 EL zarte Haferflocken
- 400 g Skyr
- 150 ml Mandeldrink
- 1 TL Bourbon-Vanillezucker
- 1 EL Leinöl
- ½ ausgepresste Bio-Limette
- 2 EL gehackte Mandeln
- 2 EL geschälte Hanfsamen
- 2 EL gepuffte Quinoa

Zubereitung

1 Die Beeren ca. 10 Minuten antauen lassen. Die Banane schälen und in Scheiben schneiden. 2 EL Heidelbeeren und die Himbeeren für das Topping zur Seite legen.

2 Heidelbeeren, Banane, Haferflocken, Skyr, Mandeldrink, Vanillezucker, Leinöl und Limettensaft in einen Mixer geben und cremig pürieren. Bei Bedarf noch etwas Honig zum Süßen verwenden.

3 Die Mandeln in einer Pfanne ohne Fett anrösten.

4 Den Heidelbeer-Skyr in zwei Schälchen verteilen und mit Mandeln, Hanfsamen und Quinoa bestreuen und mit den restlichen Beeren garnieren.

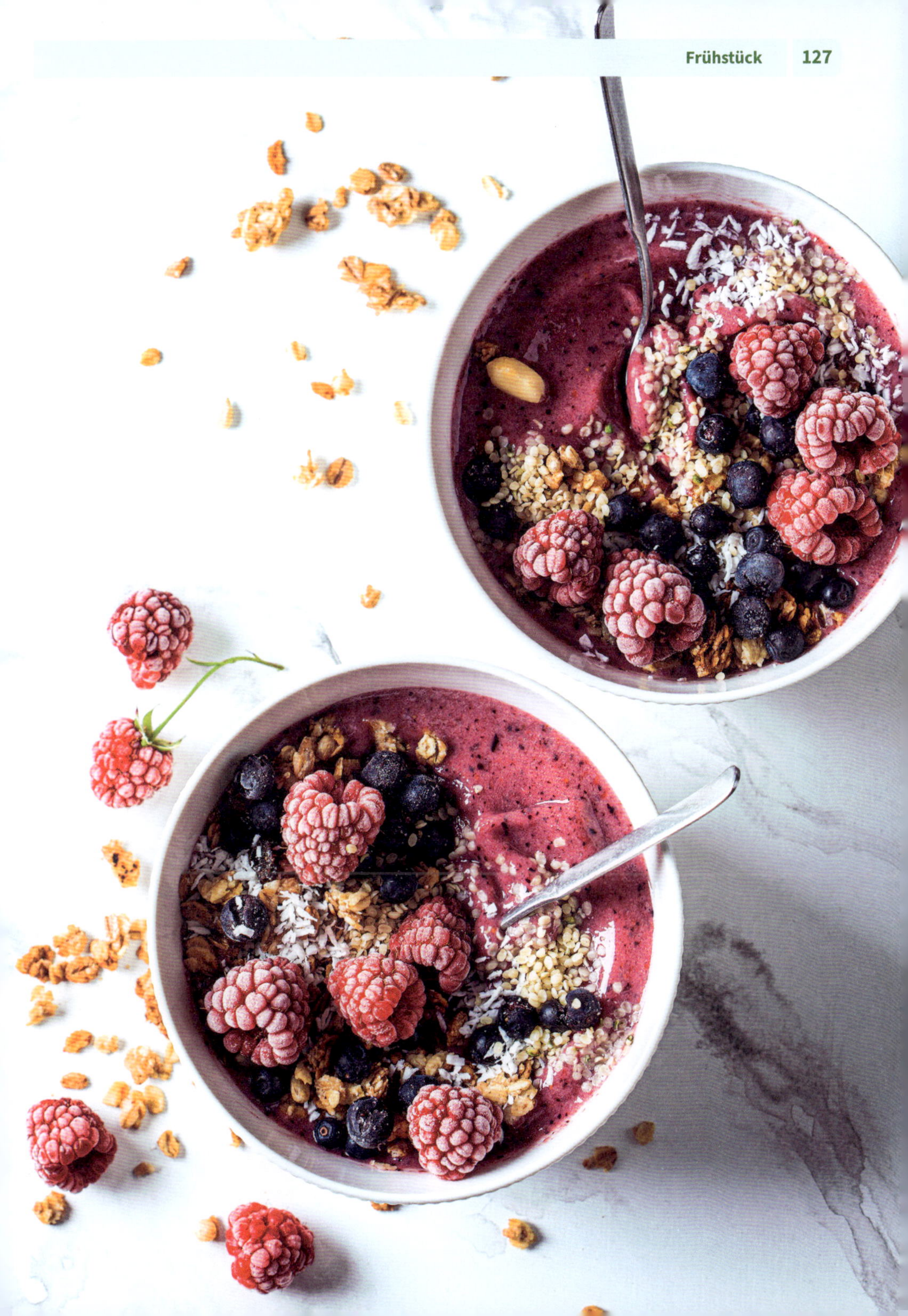

Rührtofu mit Röstbrot

V

Zubereitungszeit: ca. 20 Minuten

Eine Portion enthält:

375,5 kcal (1571,5 kJ)	60,5 g Kohlenhydrate
13,9 g Eiweiß	4,6 g Ballaststoffe
13,6 g Fett	

Zutaten für 2 Portionen

200 g Tofu natur
1 kleine Schalotte
1 TL Rapsöl
¼ TL gemahlener Kurkuma
½ TL Kala Namak (siehe ab Seite 88)
75 ml Haferdrink
1 EL vegane Crème fraîche
Salz, Pfeffer
1 EL gehackte frische Kräuter (Petersilie oder Schnittlauch)
2 Scheiben geröstetes Sauerteigbrot

Zubereitung

1 Den Tofu aus der Verpackung nehmen, in ein sauberes Küchentuch einschlagen und etwas beschweren, damit die überflüssige Flüssigkeit ausgedrückt wird.

2 In der Zwischenzeit die Schalotte schälen und fein würfeln. Öl in der Pfanne erhitzen und die Schalotte bei mittlerer Hitze andünsten. Den Tofu aus dem Tuch nehmen und mit den Händen in die Pfanne bröseln, ca. 3 Minuten anbraten.

3 Kurkuma und Kala Namak zugeben und mit dem Haferdrink ablöschen. Kurz aufkochen lassen, dann die Crème fraîche einrühren. Mit Salz und Pfeffer abschmecken. Die Pfanne vom Herd nehmen, Kräuter zum Rührtofu geben und auf dem Röstbrot anrichten.

TIPP

Durch die vegane Crème fraîche wird der Rührtofu richtig cremig. Du kannst alternativ auch etwas veganen Frischkäse oder saure Sahne verwenden. Bei einem Milchprodukt solltest du in jedem Fall auf den Fettgehalt achten und lieber zu einem mageren Produkt greifen.

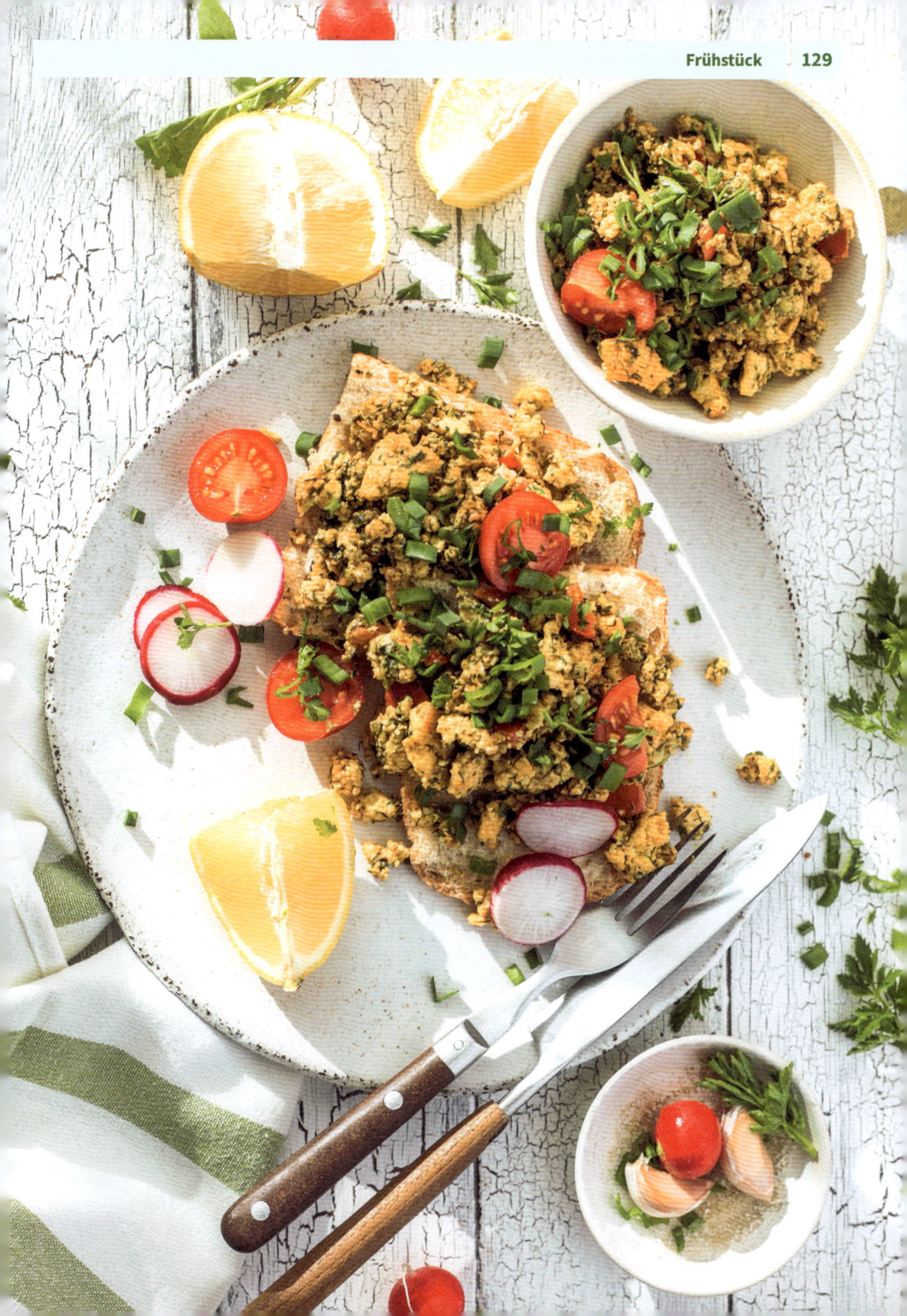

Herzhafte Frühstückswaffeln

P

Zubereitungszeit: ca. 25 Minuten

Eine Portion enthält:

346 kcal (1449 kJ)
14,7 g Eiweiß
15,1 g Fett
36,4 g Kohlenhydrate
4,3 g Ballaststoffe

Zutaten für 6 Waffeln

120 g Dinkelvollkornmehl
180 g Dinkelmehl (Type 1050)
1 TL Backpulver
1 TL Natron
1 TL italienische Kräuter
½ TL Salz
25 ml neutrales Öl (z. B. Raps- oder Kokosöl)
200 ml Haferdrink
100 ml Sprudelwasser
Pfeffer
Muskat
etwas Kokosöl für das Waffeleisen

Für den Belag:

2 Tomaten
60 g Rucola
60 g Frischkäse (vegan)
200 g geräucherter Lachs
1 Kästchen Gartenkresse
Salz, Pfeffer
etwas Olivenöl
etwas Balsamicocreme

Zubereitung

1 Alle trockenen Zutaten in eine Schüssel geben und vermischen. Öl, Pflanzenmilch und Sprudelwasser zugeben und mit dem Schneebesen zu einem glatten Teig verrühren. Mit Pfeffer und Muskat abschmecken.

2 Waffeleisen aufheizen und mit etwas Kokosöl einpinseln.

3 Je nach Größe des Waffeleisens ca. 1–2 EL Teig in die Mitte geben und die Waffel goldbraun ausbacken.

4 Tomaten waschen und in Scheiben schneiden. Den Rucola waschen und trocken schütteln.

5 Die Waffeln mit Frischkäse bestreichen, je eine Scheibe Lachs und zwei Scheiben Tomate darauflegen. Mit Salz und Pfeffer würzen. Rucola und etwas Gartenkresse auf die belegte Waffel geben. Mit Olivenöl und Balsamicocreme beträufeln.

TIPP

Die Waffeln kannst du auch prima als süße Variante zubereiten. Reduziere dafür das Salz und lass die Kräuter und Gewürze weg. Füge stattdessen 30 g Rohrohrzucker und ein Päckchen Vanillezucker hinzu. Dazu passen Joghurt und frisches Obst.

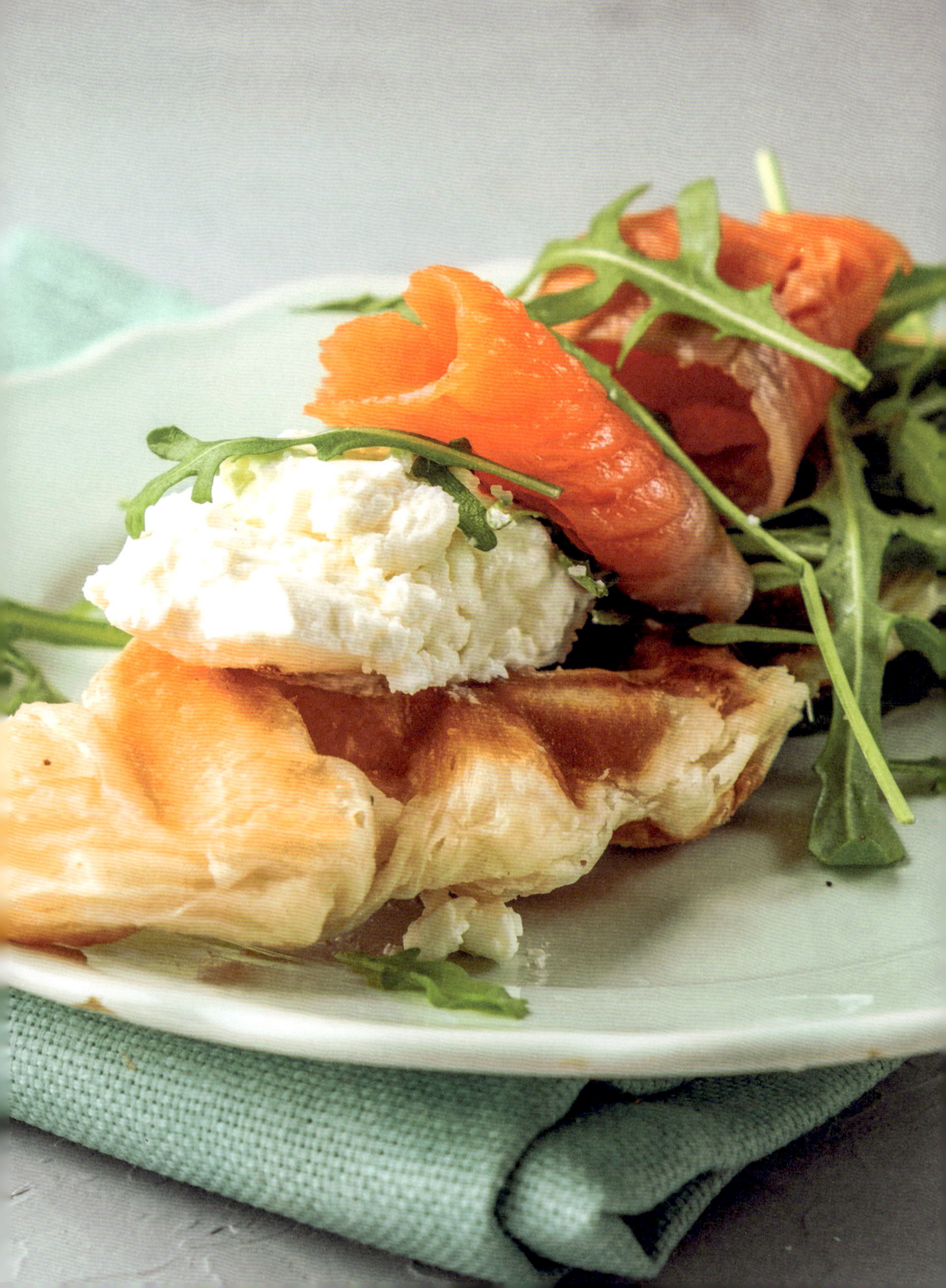

Budwig-Creme klassisch

P O M

Zubereitungszeit: ca. 5 Minuten

Eine Portion enthält:

399 kcal (1672 kJ)	16 g Kohlenhydrate
23,4 g Eiweiß	7,7 g Ballaststoffe
25,5 g Fett	

Zutaten für 1 Portion

- 150 g Bio-Magerquark
- 2 EL frische Weidemilch
- 1–2 EL Leinöl
- 1 TL Honig
- 3 EL Obst der Saison (z. B. Heidelbeeren)
- 1–2 EL frisch geschroteter Leinsamen

Zubereitung

1 Den Quark mit Milch, Leinöl und Honig mit einem Schneebesen glatt rühren, sodass kein Öl mehr sichtbar ist.

2 Obst waschen und evtl. klein schneiden. Die Budwig-Creme mit Obst und geschrotetem Leinsamen garnieren.

TIPP

Ich mache die Budwig-Creme mit etwas frischem Zitronensaft, so erinnert die Quarkspeise ein wenig an Käsekuchen – lecker!
Für eine vegane Variante Cashew-Joghurt oder Mandelquark verwenden, alternativ können auch Buchweizenflocken ergänzt werden, sie sorgen für die schwefelhaltigen Aminosäuren.

Budwig-Frühstück vegan

B O M V

Zubereitungszeit: ca. 20 Minuten

Eine Portion enthält:

501 kcal (2099 kJ)	57,6 g Kohlenhydrate
12,7 g Eiweiß	13,5 g Ballaststoffe
23,5 g Fett	

Zutaten für 1 Portion

- 1 kleiner Apfel
- 3 EL Buchweizenflocken
- 1 EL gehackte Mandeln
- 1–2 EL frisch geschroteten Leinsamen
- 150 ml Mandel- oder Haferdrink
- 1 EL Leinöl
- 1 TL Ahornsirup oder Agavendicksaft
- 3 EL Obst der Saison (z. B. Aprikose)

Zubereitung

1 Den Apfel waschen, trocknen, entkernen und fein raspeln.

2 Die Flocken, Mandeln, Leinsamen und den Apfel in einer Schüssel mischen. Pflanzenmilch, Leinöl und Ahornsirup unterrühren und ca. 15 Minuten ziehen lassen.

3 Das Budwig-Frühstück mit Obst der Saison zum Frühstück servieren.

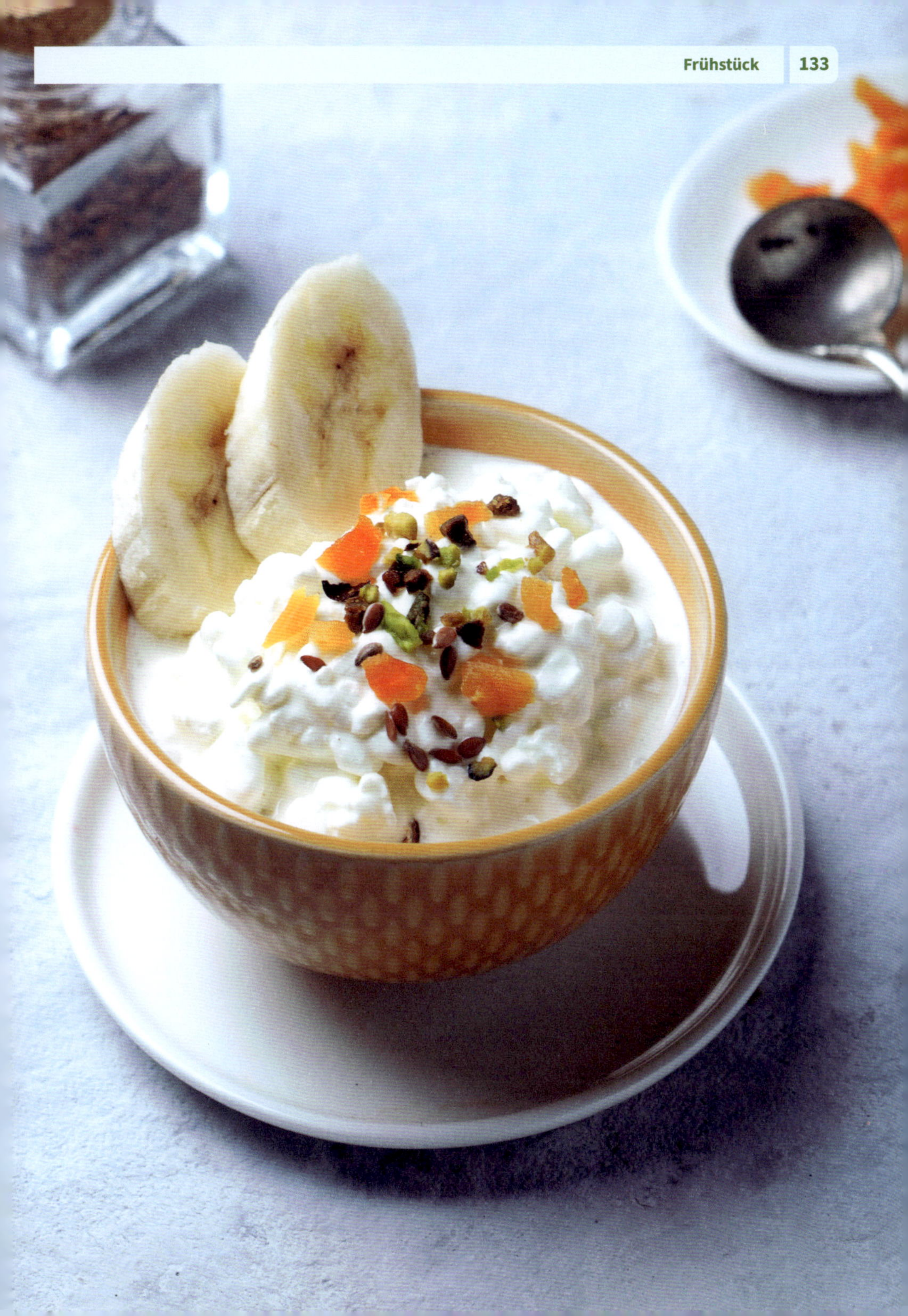

Original Bircher-Müsli

O M

Vorbereitungszeit am Vorabend: ca. 5 Minuten
Zubereitungszeit: ca. 10 Minuten

Eine Portion enthält:

427,5 kcal (1790 kJ)	40 g Kohlenhydrate
14,2 g Eiweiß	6 g Ballaststoffe
23,7 g Fett	

Zutaten für 2 Portionen

4 EL zarte Haferflocken
200–250 ml frische Weidemilch
1 Bio-Zitrone
50–100 g Nussmischung (v. a. Mandeln, Walnüsse, Cashewnüsse, weitere nach Belieben)
1 Apfel (z. B. Gala oder Cox Orange)
2 TL Honig

TIPP

Für mehr gute Omega-3-Fettsäuren würde ich noch etwas Leinöl über das Bircher-Müsli geben.

Zubereitung

1 Am Abend zuvor Haferflocken mit etwa 200–250 ml Weidemilch in einer Schüssel vermengen. Die Flocken sollten sich leicht umrühren lassen, evtl. noch etwas Milch hinzugeben.

2 Die Zitrone halbieren und den Saft einer Hälfte auspressen. Zitronensaft zu den Haferflocken geben und die Schüssel abgedeckt über Nacht in den Kühlschrank stellen.

3 Am nächsten Morgen die Schüssel aus dem Kühlschrank nehmen. Das Müsli sollte sich gut umrühren lassen. Ist die Masse zu kompakt, noch 1–2 EL Milch hinzufügen, sodass es schön cremig wird.

4 Die Nüsse in der Pfanne ohne Fett anrösten, Ein paar davon zur Dekoration beiseitelegen. Die restlichen Nüsse hacken und in das Müsli geben.

5 Die zweite Hälfte der Zitrone auspressen und in eine Schüssel geben. Apfel mit einer Reibe über der Schüssel reiben und schnell umrühren. Zügig ins Müsli mischen.

6 Das Müsli auf zwei Schalen aufteilen und nach Belieben mit Honig süßen und mit den Nüssen garnieren.

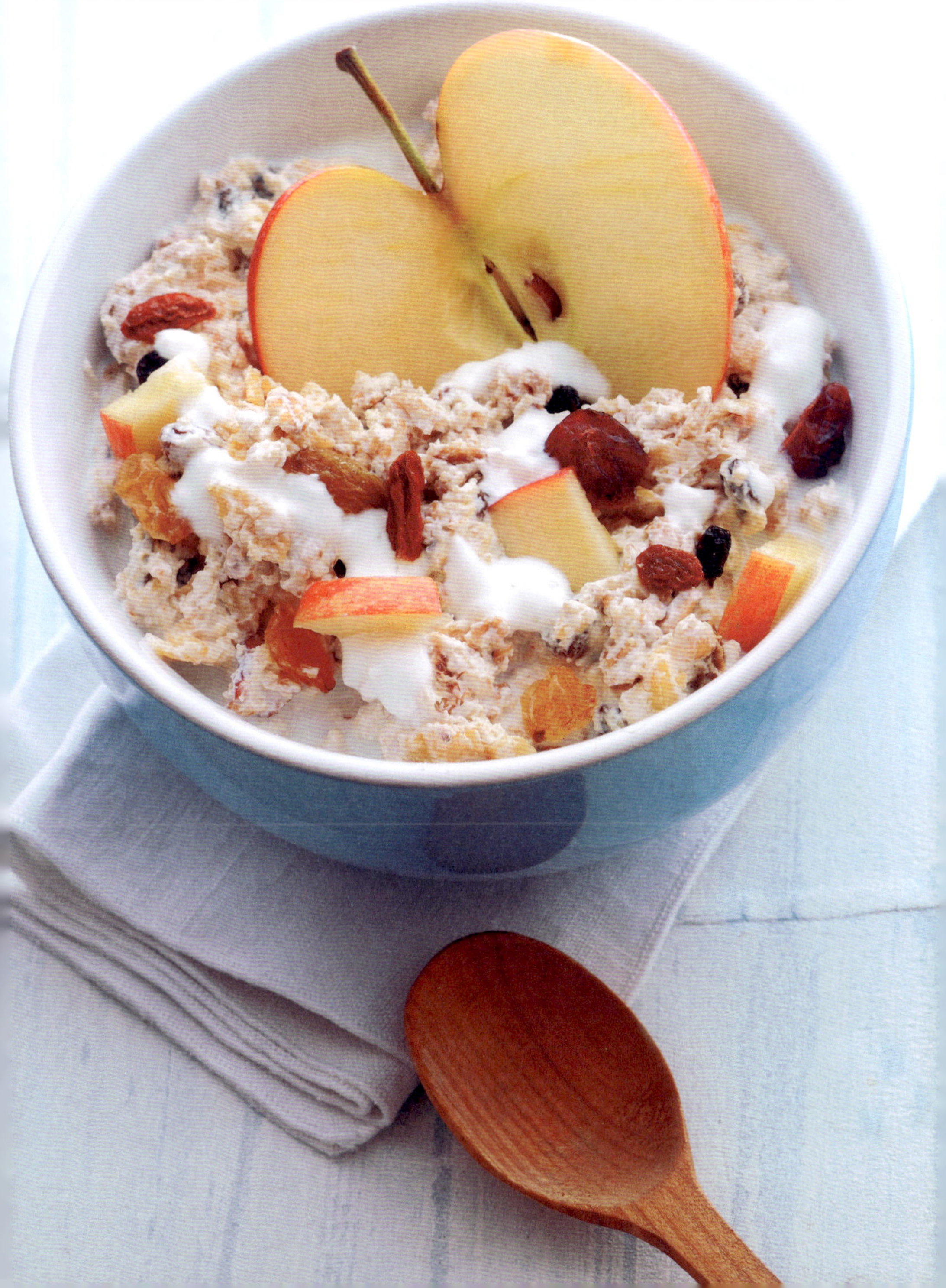

Chia-Orangen-Joghurt

B M

Vorbereitungszeit am Vorabend: ca. 10 Minuten
Zubereitungszeit: ca. 10 Minuten

Eine Portion enthält:

456 kcal (1910 kJ)
15,9 g Eiweiß
20,8 g Fett
40,6 g Kohlenhydrate
14,8 g Ballaststoffe

Zutaten für 2 Portionen

300 ml Haferdrink
1 TL Bourbon-Vanillezucker
2 Bio-Orangen
3 EL Chiasamen
200 g Joghurt 1,5 %
2 EL Pekannüsse

Zubereitung

1 Haferdrink in einem Topf mit dem Vanillezucker aufkochen. Eine der Orangen heiß abwaschen, trocknen, die Schale abreiben und den Saft auspressen. Den Saft in den Kühlschrank stellen.

2 Den Mandeldrink vom Herd neben und die Orangenschale und Chiasamen in die Milch einrühren. Etwa 10 Minuten abkühlen lassen.

3 Den Joghurt untermischen und in zwei Schraubgläser füllen. Über Nacht in den Kühlschrank stellen.

4 Am nächsten Morgen die Pekannüsse hacken und den Orangensaft auf die beiden Gläser verteilen und unterrühren.

5 Die zweite Orange schälen und das Fruchtfleisch in kleine Stücke schneiden. Orange und Nüsse über den Chia-Joghurt geben und fertig ist das Frühstück to go.

TIPP

Der Chia-Orangen-Joghurt kann am Abend vorbereitet werden. Die Orange und Pekannüsse separat aufbewahren und kurz vor dem Servieren zusammenmischen. Er eignet sich perfekt zum Mitnehmen ins Büro.

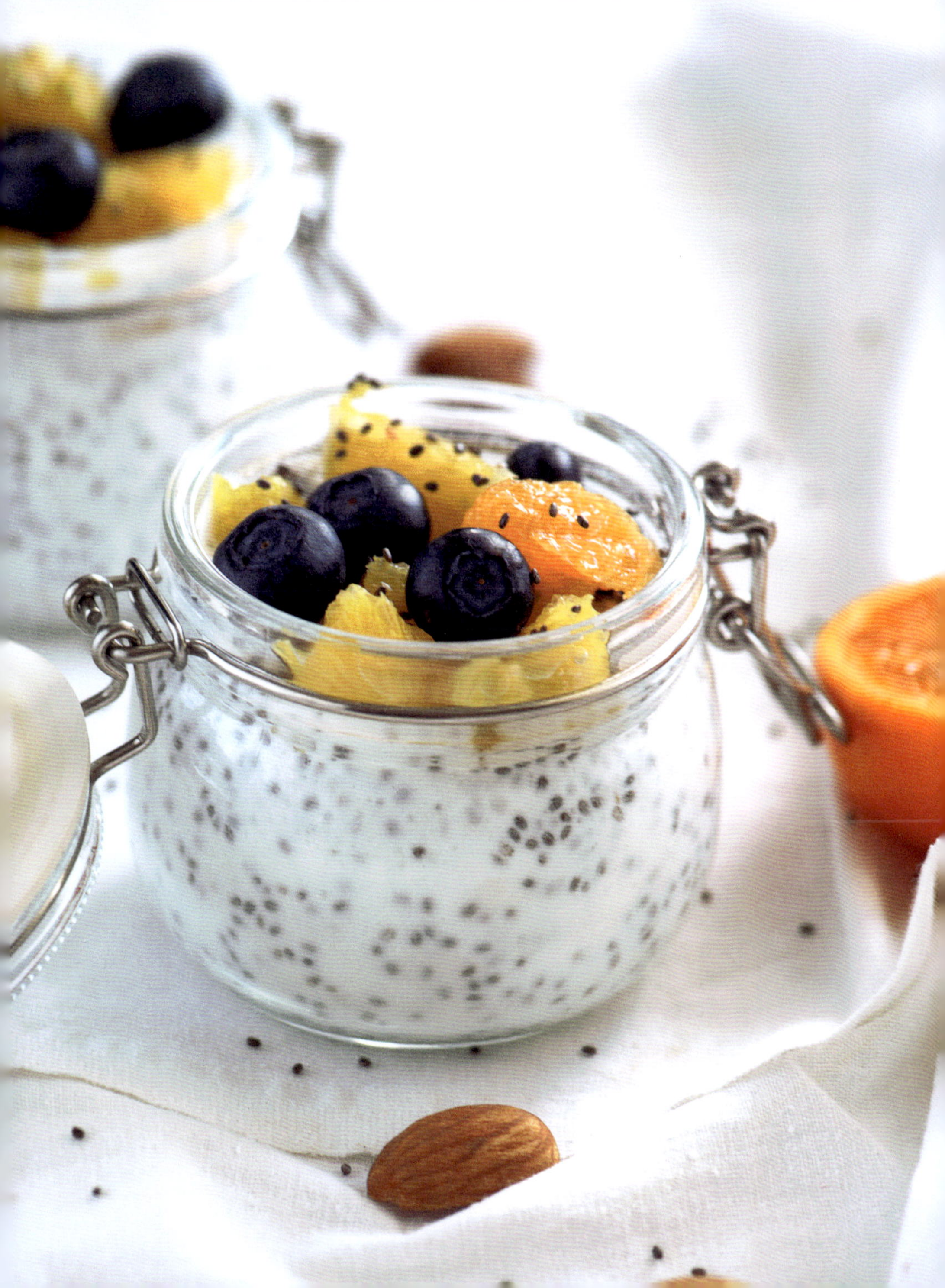

Müsli nach Dr. Kousmine

O M

Zubereitungszeit: ca. 15 Minuten

Eine Portion enthält:

323,5 kcal (1354,5 kJ)
8,8 g Eiweiß
14,7 g Fett
24,9 g Kohlenhydrate
7,6 g Ballaststoffe

Zutaten für 2 Portionen

1 kleiner Apfel
1 mittelgroße Banane (ca. 100 g)
2 EL Bio-Magerquark
2 TL Leinöl
6 EL frischer Orangensaft
2 EL Buchweizenflocken
100 g Obst der Saison (z. B. verschiedene Beeren)
2 TL frisch geschroteter Leinsamen
2 TL gehackte Walnüsse

Zubereitung

1 Den Apfel waschen, trocknen und grob reiben.

2 Die Banane schälen und zusammen mit Quark, Leinöl und Orangensaft in einen Mixer geben und zu einer Creme pürieren.

3 Die Creme auf zwei Schüsseln aufteilen und die restlichen Zutaten unterheben.

TIPP

Catherine Kousmine (1904–1992) war eine Schweizer Ärztin russischer Herkunft. Sie war eine Vertreterin der sogenannten orthomolekularen Medizin und entwickelte eine Krebsdiät. Ihr besonderes Forschungsinteresse galt Krebs, Multipler Sklerose und chronischer Polyarthritis.

Kurkuma-Hanf-Aufstrich

P O

Zubereitungszeit: ca. 10 Minuten
Ruhezeit: ca. 30 Minuten

Eine Portion enthält:

55,5 kcal (232,5 kJ)	0,5 g Kohlenhydrate
4,4 g Eiweiß	0,2 g Ballaststoffe
3,9 g Fett	

Zutaten für 8 Portionen

200 g körniger Frischkäse
½ Bio-Zitrone
1 TL Kurkumapulver
1 EL Leinöl
1 Knoblauchzehe
Salz, Pfeffer
Chilipulver
1 Kästchen Gartenkresse
2 EL geschälte Hanfsamen

Zubereitung

1 Körnigen Frischkäse, Saft der halben Zitrone, Kurkuma und Leinöl in eine Schüssel geben. Knoblauchzehe schälen und durch die Knoblauchpresse drücken. Alle Zutaten miteinander verrühren.

2 Mit Salz, Pfeffer und Chilipulver abschmecken. Die Kresse vom Beet schneiden, Hanfsamen und Kresse unterheben.

3 Zur Aufbewahrung in ein sauberes Schraubglas umfüllen, im Kühlschrank lagern und innerhalb weniger Tage aufbrauchen.

TIPP

Am besten schmeckt der Aufstrich, wenn er mindestens 30 Minuten durchgezogen ist.

Buchinger-Wilhelmi-Müsli

O M

Zubereitungszeit: ca. 10 Minuten

Eine Portion enthält:

298 kcal (1247 kJ)
9,5 g Eiweiß
11,3 g Fett
38,3 g Kohlenhydrate
5,4 g Ballaststoffe

Zutaten für 1 Portion

40 g Bio-Magerquark
½ Banane (ca. 50 g)
25 ml frisch gepresster Orangensaft
1 TL kaltgepresstes Leinöl
80 g Apfel (1 kleiner Apfel)
2 EL Getreideflocken (Hafer oder Dinkel)
1 TL Samen und Nüsse
30 g frisches Obst der Saison (z. B. Aprikosen)

Zubereitung

1 Quark, Banane, Orangensaft und Leinöl in den Mixer geben und pürieren.

2 In eine Schüssel geben und den Apfel in die Creme reiben. Alles gut miteinander vermischen und die Getreideflocken unterheben.

3 Mit Nüssen und frischem Obst der Saison ergänzen.

Chia-Himbeer-Aufstrich

V

Zubereitungszeit: ca. 10 Minuten
Ruhezeit: ca. 2 Stunden

Eine Portion (12 g) enthält:

10,1 kcal (42,2 kJ)
0,4 g Eiweiß
0,4 g Fett
0,8 g Kohlenhydrate
0,8 g Ballaststoffe

Zutaten für 1 Glas (ca. 300 ml)

300 g Himbeeren
etwas Vanillepulver
1 EL Honig
30 g Chiasamen

Zubereitung

1 Himbeeren vorsichtig waschen, trocknen und pürieren. Mit Vanillepulver, Honig und Chiasamen vermischen und mindestens 2 Stunden quellen lassen, zwischendurch immer wieder umrühren.

2 In ein sauberes Glas füllen und im Kühlschrank aufbewahren. Innerhalb von zwei Wochen verbrauchen.

TIPP

Tausche Himbeeren gegen Erdbeeren, Heidelbeeren, Brombeeren oder Johannisbeeren – so bekommst du Abwechslung aufs Brot.

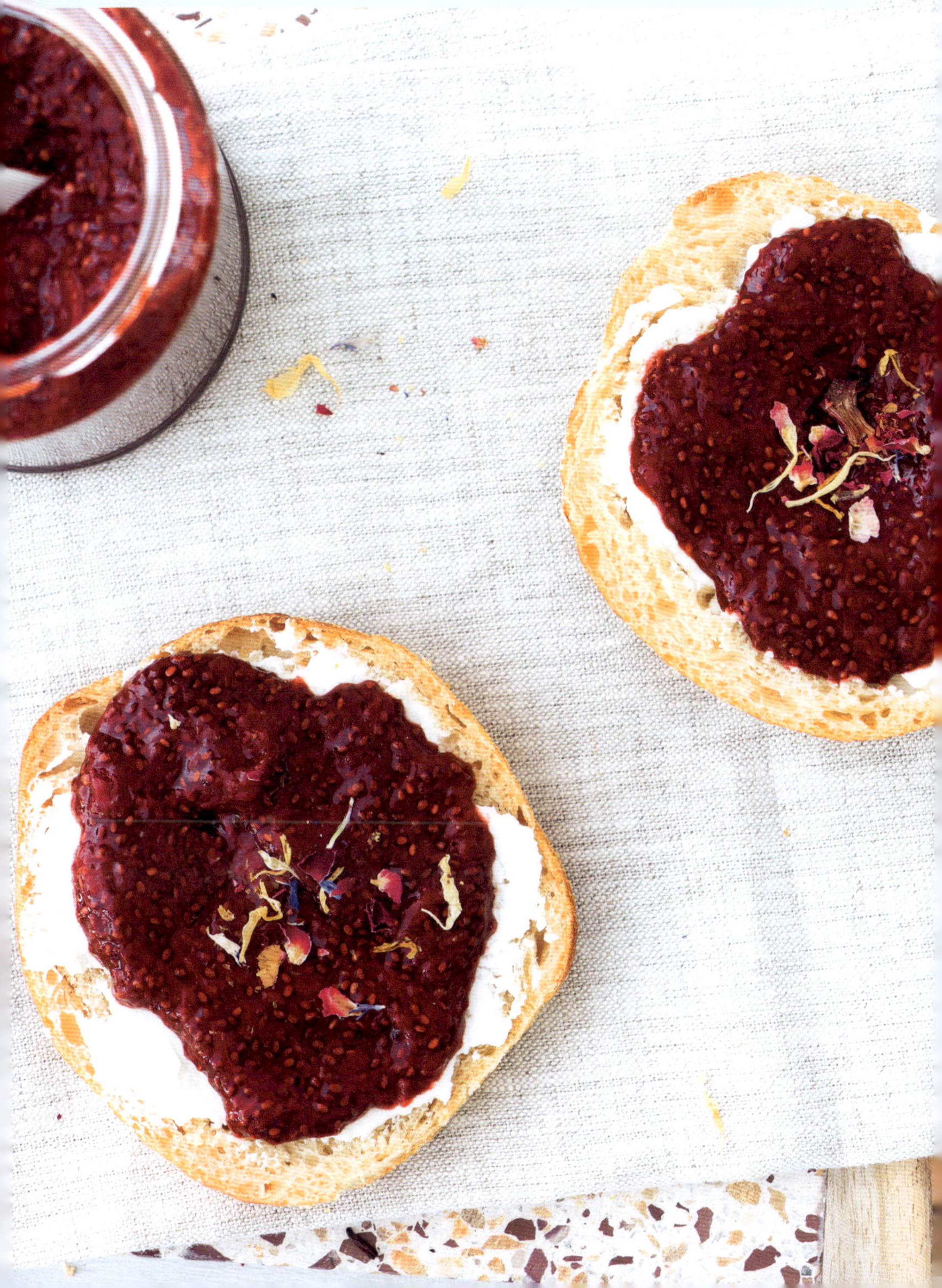

Bärlauch-Brötchen

V

Zubereitungszeit: ca. 20 Minuten + 10 Minuten Ruhezeit
Ruhezeit: ca. 2–4 Stunden + 30 Minuten
Backzeit: ca. 40 Minuten

Eine Portion enthält:

290,2 kcal (1215,3 kJ)
11,7 g Eiweiß
3,2 g Fett
50,8 g Kohlenhydrate
6 g Ballaststoffe

Zutaten für 8 Stück

50 g frische Bärlauchblätter
200 g Dinkelmehl (Type 630)
400 g Dinkelmehl (Type 1050)
50 g Chiasamen
1 Würfel frische Hefe
etwa 300 ml lauwarmes Wasser
1 TL Salz
Dinkelschrot oder -flocken zum Bestreuen

Zubereitung

1 Bärlauch waschen, trocken schütteln und die Stiele entfernen. Die Blätter in feine Streifen schneiden.

2 Mehl und Chiasamen in eine Schüssel geben und eine Mulde formen. Die Hefe hineinbröseln und mit ca. 100 ml Wasser und etwas Mehl untermischen. Die Schüssel mit einem Tuch bedecken und an einem warmen Ort ca. 10 Minuten gehen lassen.

3 Wenn die Oberfläche kleine Risse zeigt, das restliche Wasser und Salz zugeben und mit dem Knethaken der Küchenmaschine zu einem glatten Teig kneten. Bärlauch zufügen und noch einmal kurz durchkneten.

4 Die Schüssel mit einem feuchten Küchentuch abdecken, damit der Teig nicht austrocknet, und mindestens 2–4 Stunden gehen lassen.

5 Nach der Gehzeit den Teig in acht gleich große Teile teilen und zu runden Brötchen formen. Die Brötchen auf ein mit Backpapier ausgelegtes Backblech geben und noch einmal 30 Minuten gehen lassen.

6 In der Zwischenzeit den Backofen auf 220 °C Ober-/Unterhitze vorheizen.

7 Die Oberfläche der Brötchen kreuzförmig einritzen und mit etwas Wasser bestreichen. Etwas Dinkelschrot oder Flocken auf die Brötchen streuen und das Backblech auf der mittleren Schiene in den Ofen schieben.

8 Die Brötchen ca. 20 Minuten backen, dann die Hitze auf 200 °C reduzieren und weitere 20 Minuten goldbraun backen. Die Brötchen aus dem Ofen nehmen und auf einem Kuchengitter auskühlen lassen.

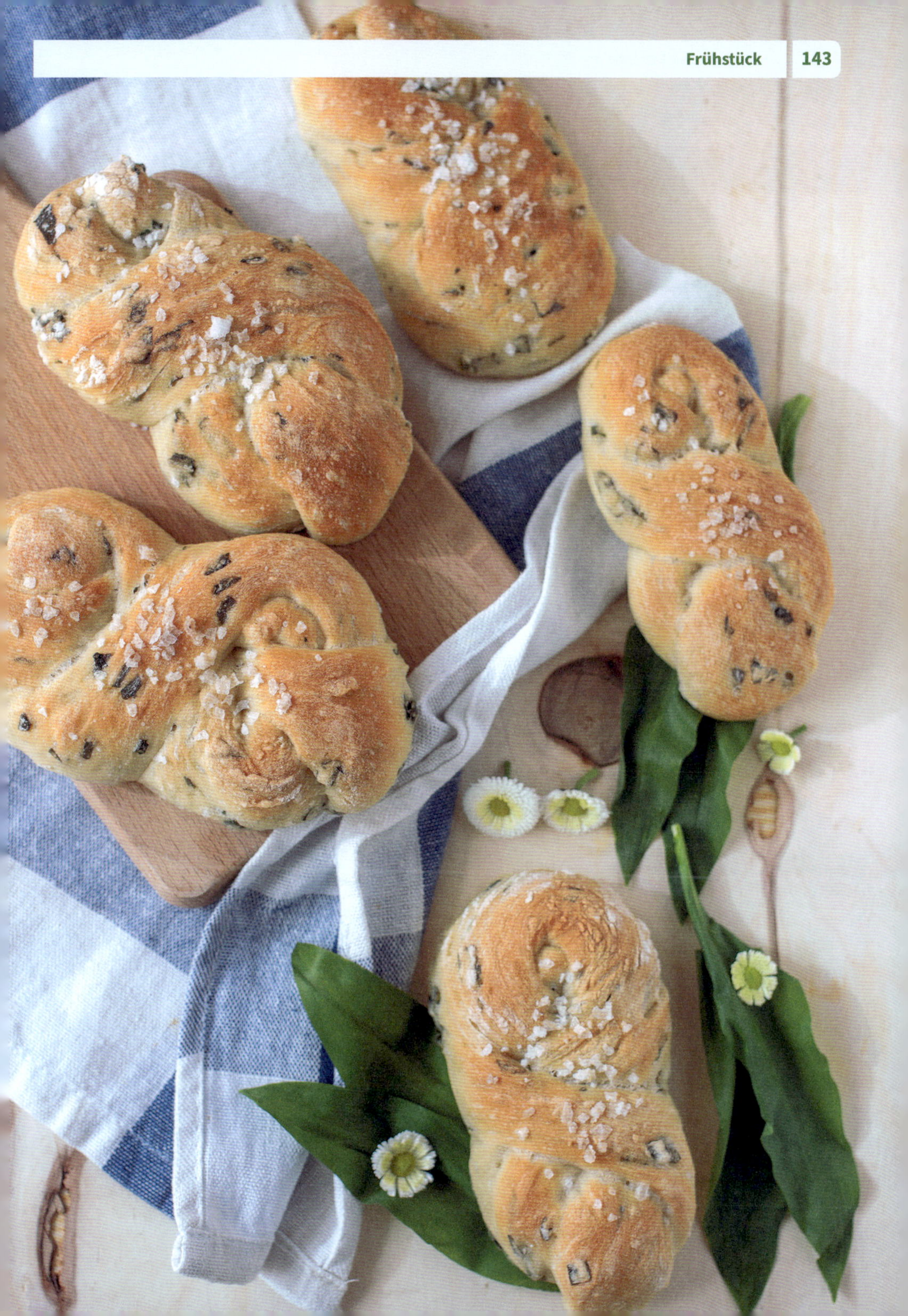

Dinkel-Kurkuma-Brot

V

Zubereitungszeit: ca. 15 Minuten
Ruhezeit: ca. 1–4 Stunden
Backzeit: ca. 60 Minuten

Eine Portion enthält:

158,6 kcal (664,2 kJ)
7,5 g Eiweiß
5,6 g Fett
18,1 g Kohlenhydrate
4,1 g Ballaststoffe

Zutaten für 1 Laib

150 g Dinkelmehl (Type 630)
250 g Dinkelmehl (Type 1050)
1 EL Kurkumapulver
1 TL Salz
2 EL Apfelessig
1 Würfel Hefe
100 g + 1 EL geschälte Hanfsamen
100 g + 1 EL Gold-Leinsaat

Zubereitung

1 Mehle, Kurkuma und Salz in einer Schüssel vermischen. Apfelessig hinzufügen, die Hefe in 300 ml lauwarmes Wasser bröseln und zur Mehlmischung geben. Mit dem Knethaken ca. 5 Minuten zu einem glatten Teig verkneten. Anschließend je 100 g Hanf- und Leinsamen zufügen und unterkneten.

2 Die Schüssel mit einem feuchten Tuch abdecken, um den Teig vor dem Austrocknen zu schützen. An einem warmen Ort mindestens 1 Stunde gehen lassen – zur besseren Verträglichkeit sollte das Brot mindestens 4 Stunden gehen.

3 Nach der Ruhezeit den Backofen auf 220 °C Ober-/Unterhitze vorheizen. Eine perfekte Krume bekommt das Brot, wenn es in einem gusseisernen Topf gebacken wird. Dazu den Topf mindestens 30 Minuten mit im Backofen aufheizen. Ist kein Topf vorhanden, das Backblech auf mittlerer Schiene mit vorheizen.

4 Das Brot zu einem Laib formen, kreuzförmig einritzen und mit Wasser einpinseln. Je 1 EL Hanfsamen und Leinsaat mischen und auf das Brot streuen.

5 Das Brot nun entweder in den Topf setzen und mit dem Deckel verschließen oder auf einem Backpapier auf das Backblech geben.

6 Das Brot ca. 40 Minuten backen, dann die Hitze auf 200 °C reduzieren und den Deckel vom Topf nehmen. Weitere 20 Minuten backen.

7 Das Brot nach der Backzeit aus dem Ofen nehmen und auf einem Kuchengitter vollständig auskühlen lassen.

SNACKS UND DIPS

Softe Aprikosen-Kokos-Kekse

V

Zubereitungszeit: ca. 10 Minuten
Backzeit: ca. 25 Minuten

Eine Portion enthält:

65 kcal (273,2 kJ)
1,4 g Eiweiß
2,6 g Fett
8,2 g Kohlenhydrate
1,9 g Ballaststoffe

Zutaten für ca. 15 Stück

80 g getrocknete ungeschwefelte Aprikosen
100 g zarte Haferflocken
50 g Kokosflocken
200 g Apfel-Aprikosen-Mark
½ TL Zimt
1 Msp. Kardamom

Zubereitung

1 Ein Backblech mit Backpapier belegen und den Ofen auf 180° Ober-/Unterhitze vorheizen.

2 Die Aprikosen grob zerkleinern und zusammen mit den restlichen Zutaten in einen Mixer geben. Alles zu einer leicht klebrigen Masse mixen.

3 Die Teigmasse zu ca. 15 Kugeln formen und auf dem Backblech verteilen. Mit der Hand flach drücken. Die Kekse auf der mittleren Schiene im Ofen ca. 25 Minuten goldbraun backen.

4 Die Kekse gut auskühlen lassen und in einem luftdichten Gefäß aufbewahren.

Weltbeste fermentierte Chilisoße

V

Zubereitungszeit: ca. 15 Minuten
Ruhezeit: ca. 4 Wochen

100 ml enthalten:

42,8 kcal (179,6 kJ)
2,2 g Eiweiß
0,5 g Fett
6,8 g Kohlenhydrate
4,1 g Ballaststoffe

Zutaten für 1 Glas (ca. 500 ml)

300 g rote Chilis
1 gelbe Paprika
200 g Cherrytomaten
1 rote Zwiebel
2 Knoblauchzehen
1 Stück Ingwer (2 cm)
25 g Steinsalz
Kräuter und Gewürze nach Belieben

Außerdem
Glasgewicht

TIPP

Wenn du kein Glasgewicht hast, verwende zum Beschweren ein kleines Glas, einen Eierbecher oder einen mit Wasser befüllten Gefrierbeutel. Wichtig ist, dass das Gemüse nach unten gedrückt wird, damit es nicht schimmelt!

Zubereitung

1 Glas, Deckel und Gewicht mit klarem Wasser heiß abwaschen und abtropfen lassen.

2 Das Gemüse waschen, trocknen und grob zerkleinern. Zwiebel und Knoblauch schälen, Zwiebel in Stücke schneiden und Knoblauch in Scheiben. Ingwer grob würfeln.

3 Eine 2,5-prozentige Salzlake ansetzen: 1 Liter kaltes Wasser mit 25 g Steinsalz mischen. Gut durchrühren, bis sich das Salz aufgelöst hat.

4 Alle Zutaten in ein großes Bügelglas schichten, mit der Salzlake auffüllen und mit einem Glasgewicht beschweren. Das Glas verschließen und 7–10 Tage dunkel bei Raumtemperatur fermentieren lassen. Gelegentlich den Deckel öffnen, um die Gase entweichen zu lassen.

5 Das Glas kann nach 7–10 Tagen in den Kühlschrank umziehen und dort noch ca. drei Wochen fermentieren. Nach der Wartezeit das Gemüse in einem Sieb abgießen und die Flüssigkeit auffangen. Das Gemüse in einen Mixbecher geben und mit dem Stabmixer pürieren. Je nach gewünschter Konsistenz noch etwas von der Flüssigkeit zugeben. Die Soße nach Belieben mit Kräutern und Gewürzen (z. B. Muskat, Pfeffer oder Koriander) abschmecken.

6 In ein frisches Glas umfüllen und im Kühlschrank aufbewahren. Die Chilisoße hält sich dort ca. einen Monat.

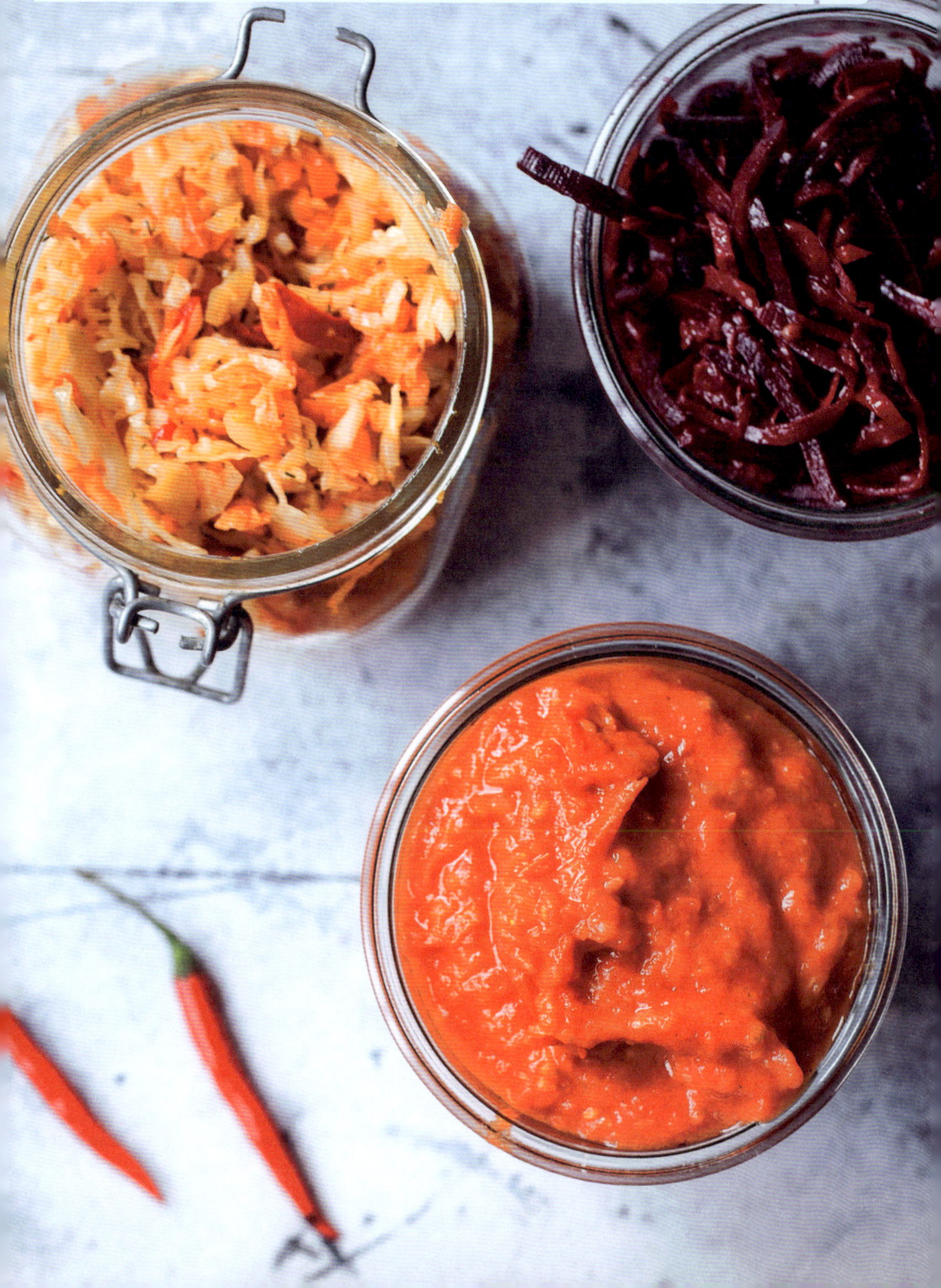

Zitronen-Kokos-Bites

M V

Zubereitungszeit: ca. 15 Minuten
Ruhezeit: ca. 1 Stunde

Ein Stück enthält:

83 kcal (348,8 kJ)
1,8 g Eiweiß
7,1 g Fett
15 g Kohlenhydrate
1,4 g Ballaststoffe

Zutaten für ca. 15 Stück

120 g Cashewkerne
1 Bio-Zitrone
80 g + 2 EL Kokosflocken
½ TL Ingwerpulver
2 EL Apfelmark
½ TL Kurkumapulver
1 Prise Salz

Zubereitung

1 Cashewkerne in einem Mixer geben und fein hacken. Die Zitrone heiß abwaschen, trocknen und die Schale abreiben. Auspressen, den Saft und den Zitronenabrieb zusammen mit den restlichen Zutaten in den Mixer geben (2 EL Kokosflocken zurückbehalten) und zu einer leicht klebrigen Masse mixen.

2 Mit angefeuchteten Händen aus der Masse ca. 15 Kugeln formen. 2 EL Kokosflocken auf einen Teller geben und die Kugeln darin wälzen.

3 Die Zitronen-Kokos-Bites auf einen Teller geben und ca. 1 Stunde in den Kühlschrank stellen. Anschließend in ein luftdichtes Gefäß füllen und im Kühlschrank aufbewahren.

TIPP

Apfelmark kommt im Gegensatz zu Apfelmus ohne zugesetzten Zucker aus. Hier wird lediglich der Apfel zu Mus gekocht ohne weitere Zusätze. Es eignet sich dennoch durch seine Fruchtsüße zum natürlichen Süßen.

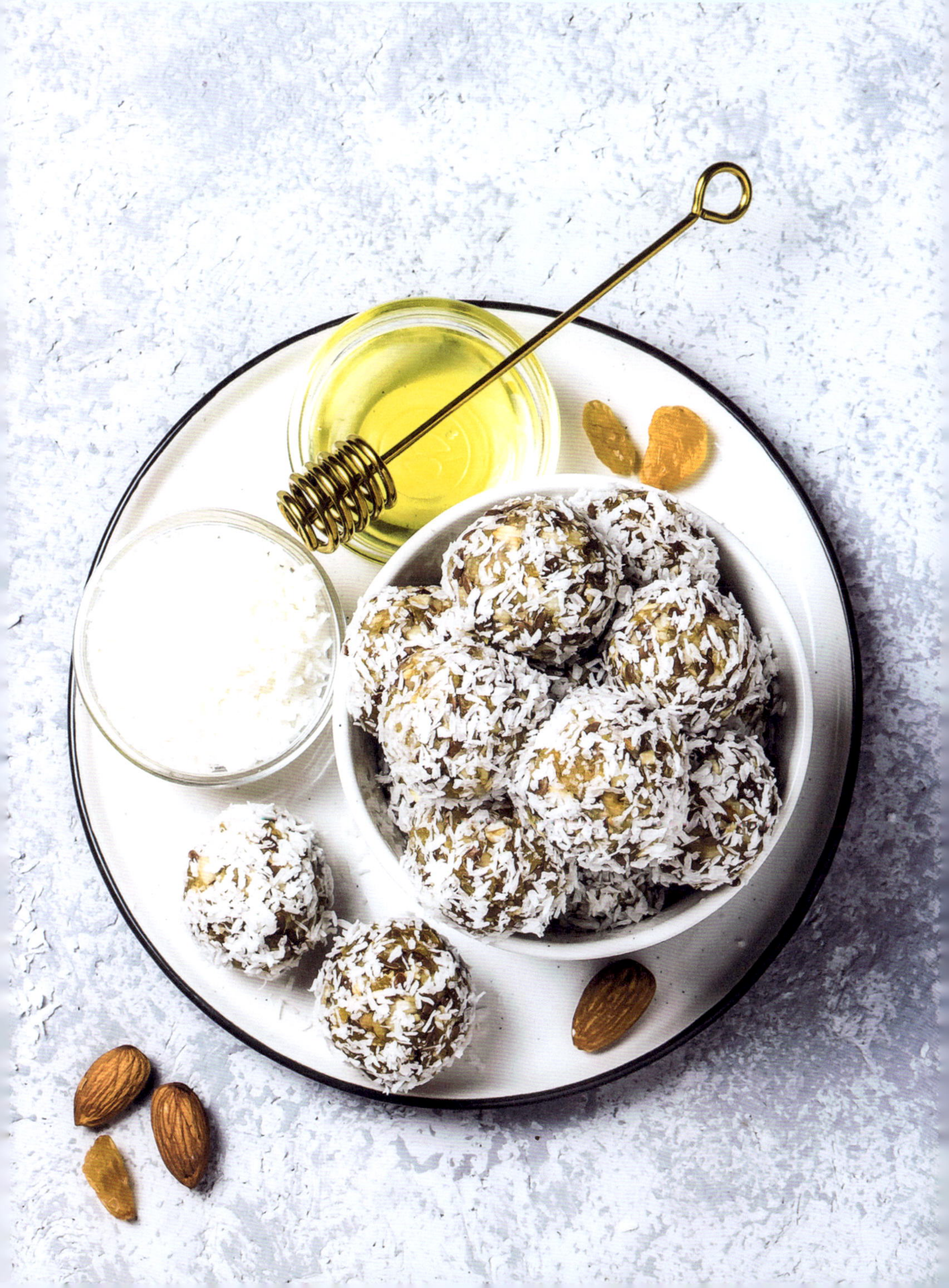

Pinkes Kraut

V

Zubereitungszeit: ca. 15 Minuten
Ruhezeit: ca. 4 Wochen

100 g enthalten:

21,6 kcal (90,6 kJ)	2,9 g Kohlenhydrate
1,5 g Eiweiß	2 g Ballaststoffe
0,2 g Fett	

Zutaten für 2 Gläser (je 500 ml)

400 g Rotkohl
400 g Spitzkohl
1 Stück Ingwer (2 cm)
1 Knoblauchzehe
2 Lorbeerblätter
1 TL rosa Pfefferbeeren
Steinsalz

Außerdem
Einmalhandschuhe
Glasgewicht

Zubereitung

1 Die Gläser, Deckel und Gewichte mit klarem Wasser heiß abwaschen und abtropfen lassen. Rotkohl und Spitzkohl putzen und 3–4 Blätter zur Seite legen.

2 Die Kohlköpfe vierteln, den Strunk entfernen und fein hobeln. Eine Schüssel auf eine Küchenwage stellen und den Kohl hineingeben. Das Gewicht notieren und 2 % des Gemüsegewichts berechnen. Dieses entspricht der benötigten Menge Salz.

3 Ingwer waschen und reiben. Knoblauch abziehen und ebenfalls reiben. Salz, Ingwer, Knoblauch und Pfefferbeeren zufügen und alles zunächst locker vermengen.

4 Einmalhandschuhe anziehen, um das Gemüse richtig durchzukneten. So lange kneten, bis reichlich Flüssigkeit ausgetreten ist.

5 Das Gemüse portionsweise in die sauberen Gläser füllen. Dabei nach jeder Portion mit einem Stampfer oder der Faust das Gemüse zusammenquetschen, sodass Flüssigkeit über dem Gemüse steht. Das Lorbeerblatt irgendwo zwischen die einzelnen Portionen legen. Das Gemüse bis ca. 3 cm unter den Rand füllen.

6 Die zur Seite gelegten Kohlblätter verwenden, um das Gemüse abzudecken. Alles unter die Salzlake drücken. Die Kohlblätter mit Glasgewichten, kleinen Gläsern oder Eierbechern beschweren.

7 Die Gläser verschließen und an einem dunklen Ort bei Zimmertemperatur ca. zwei Wochen stehen lassen. Danach in den Kühlschrank stellen, am besten ins oberste Fach. Weitere zwei Wochen fermentieren lassen.

Proteinriegel

V

Zubereitungszeit: ca. 20 Minuten
Backzeit: ca. 20–25 Minuten

Ein Riegel enthält:

226,3 kcal (947,3 kJ)
8,9 g Eiweiß
13,5 g Fett
15,3 g Kohlenhydrate
4,7 g Ballaststoffe

Zutaten für ca. 12 Riegel

100 g Datteln
100 g Haferflocken
100 g Sojaflocken
100 g Mandeln
150 g Apfelmark
40 g Proteinpulver (z. B. Hanf- oder Lupinenprotein)
60 g geschmolzenes Kokosöl
2 EL Chia- oder Leinsamen (ca. 20 g)
½ TL Zimt
1 EL Ahornsirup
1 Prise Salz
30 g Zartbitterschokolade (mind. 80 %)

Zubereitung

1 Backofen auf 180 °C Ober-/Unterhitze vorheizen. Eine Backform (ca. 20 x 20 cm) mit Backpapier auslegen.

2 Die Datteln entkernen und zusammen mit allen anderen Zutaten bis auf die Schokolade in einen leistungsstarken Mixer geben. Alles zu einer klebrigen Masse mixen.

3 Die Masse in die Backform drücken. Alles gut andrücken, damit es später gut zusammenhält. Die Form in den vorgeheizten Backofen geben und ca. 20–25 Minuten auf der mittleren Schiene backen.

4 Die Form aus dem Backofen nehmen. Die Riegel mit dem Backpapier vorsichtig auf ein Kuchengitter heben und gut abkühlen lassen. Danach die Masse in ca. 12 Riegel schneiden.

5 Die Schokolade hacken, in eine Schüssel geben und im Wasserbad schmelzen. Die flüssige Schokolade auf einen Löffel nehmen und die Riegel damit beträufeln.

6 Die Riegel in einer verschlossenen Dose im Kühlschrank aufbewahren.

Quinoa-Schoko-Riegel

V

Zubereitungszeit: ca. 15 Minuten
Ruhezeit: ca. 2 Stunden

Ein Riegel enthält:

50,4 kcal (210,9 kJ)
0,8 g Eiweiß
3,6 g Fett
4,5 g Kohlenhydrate
0,8 g Ballaststoffe

Zutaten für ca. 20 Riegel

30 g Dinkelpops ohne Zucker
60 g gepuffte Quinoa
100 g Zartbitterschokolade (mind. 80 %)
1 TL Kokosöl
½ TL Zimt

Zubereitung

1 Dinkelpops und Quinoa in eine Schüssel geben. Die Zartbitterschokolade grob hacken und in eine kleine Schüssel geben. Im Wasserbad schmelzen. Wenn die Schokolade flüssig ist, 1 TL Kokosöl und Zimt zufügen.

2 Einen Bogen Backpapier unter fließendem Wasser anfeuchten und zerknüllen, so lässt es sich besser in die Auflaufform legen. Wieder ausbreiten und mit einem Küchenhandtuch auf einer Seite trocken reiben, damit die Schokolade nicht in Kontakt mit dem Wasser kommt.

3 Eine Auflaufform (ca. 30 x 20 cm) mit dem Backpapier auslegen.

4 Die Schokolade zu der Quinoa und den Dinkelpops in die Schüssel geben und alles gut mit einem Löffel vermischen. Die Mischung in die Auflaufform streichen. Ein zweites Backpapier darüberlegen und alles gut festdrücken. Anschließend das obere Backpapier wieder entfernen.

5 Die Schokoriegel mindestens 2 Stunden kaltstellen. Wenn alles gut fest ist, das Backpapier aus der Form heben und auf ein Holzbrett geben. Mit einem großen Messer in ca. 20 Riegel schneiden. In einem luftdicht verschlossenen Behälter aufbewahren.

Saaten-Cracker

V

Zubereitungszeit: 5 Minuten
Ruhezeit: ca. 4 Stunden oder über Nacht
Backzeit: ca. 30 Minuten

Eine Portion enthält:

49,2 kcal (206,1 kJ)
1,9 g Eiweiß
3,5 g Fett
1,5 g Kohlenhydrate
1,7 g Ballaststoffe

Zutaten für ca. 30 Stück

80 g grob gemahlene Mandeln (alternativ mehr Hafer- oder Dinkelflocken)
60 g grob gemahlene Haferflocken (alternativ Dinkel- oder Buchweizenflocken)
60 g grob gemahlene Sonnenblumenkerne
3 EL geschrotete Leinsamen
3 EL geschälte Hanfsamen
3 EL Flohsamenschalenpulver
½ TL Salz
1 EL getrocknete italienische Kräuter

Zubereitung

1 Alle Zutaten in einer Schüssel mischen. 150 ml lauwarmes Wasser zufügen und alles mit einer Gabel gut durchmischen.

2 Ein Backbleck mit Backpapier auslegen, die Masse auf dem Backblech verteilen und gut andrücken.

3 Mit einem weiteren Blatt Backpapier belegen und beschweren. Mindestens 4 Stunden, besser über Nacht durchziehen lassen.

4 Vor dem Backen vorsichtig die Cracker in ca. 30 kleine Quadrate schneiden. Bei 175 °C ca. 30 Minuten backen.

5 Gut auskühlen lassen und in einem geschlossenen Behälter aufbewahren.

TIPP

Die Saaten-Cracker passen prima zum Rote-Bete-Hummus auf Seite 156.

Dattel-Snack

V

Zubereitungszeit: ca. 5 Minuten

Eine Portion enthält:

198,5 kcal (832 kJ)
3,9 g Eiweiß
9,9 g Fett
22,3 g Kohlenhydrate
4 g Ballaststoffe

Zutaten für 2 Portionen

4 Medjool-Datteln
2 TL Nussmus (Cashew oder Mandel)
2 Walnusshälften
2–3 gehackte Pistazien

Zubereitung

Die Datteln längs einschneiden und entkernen. Je ½ TL Nussmus in die Datteln geben. Zwei der Datteln mit jeweils einer Walnusshälfte füllen und über die restlichen Datteln die gehackten Pistazien streuen.

TIPP

Das Fruchtfleisch der Medjool-Datteln ist sehr dick und saftig. Sorten mit der Bezeichnung „Premium“, „Large“ oder „Jumbo“ sind besonders groß. Die Süße hinterlässt ein besonderes Aroma von Honig und Karamell. Variiere mit den Füllungen und Toppings! Verschiedene Nüsse, ein kleines Stück dunkle Schokolade (mindestens 80 %) als Füllung oder ein paar Kakaonibs oder gefriergetrocknete Beeren als Topping eignen sich perfekt dafür.

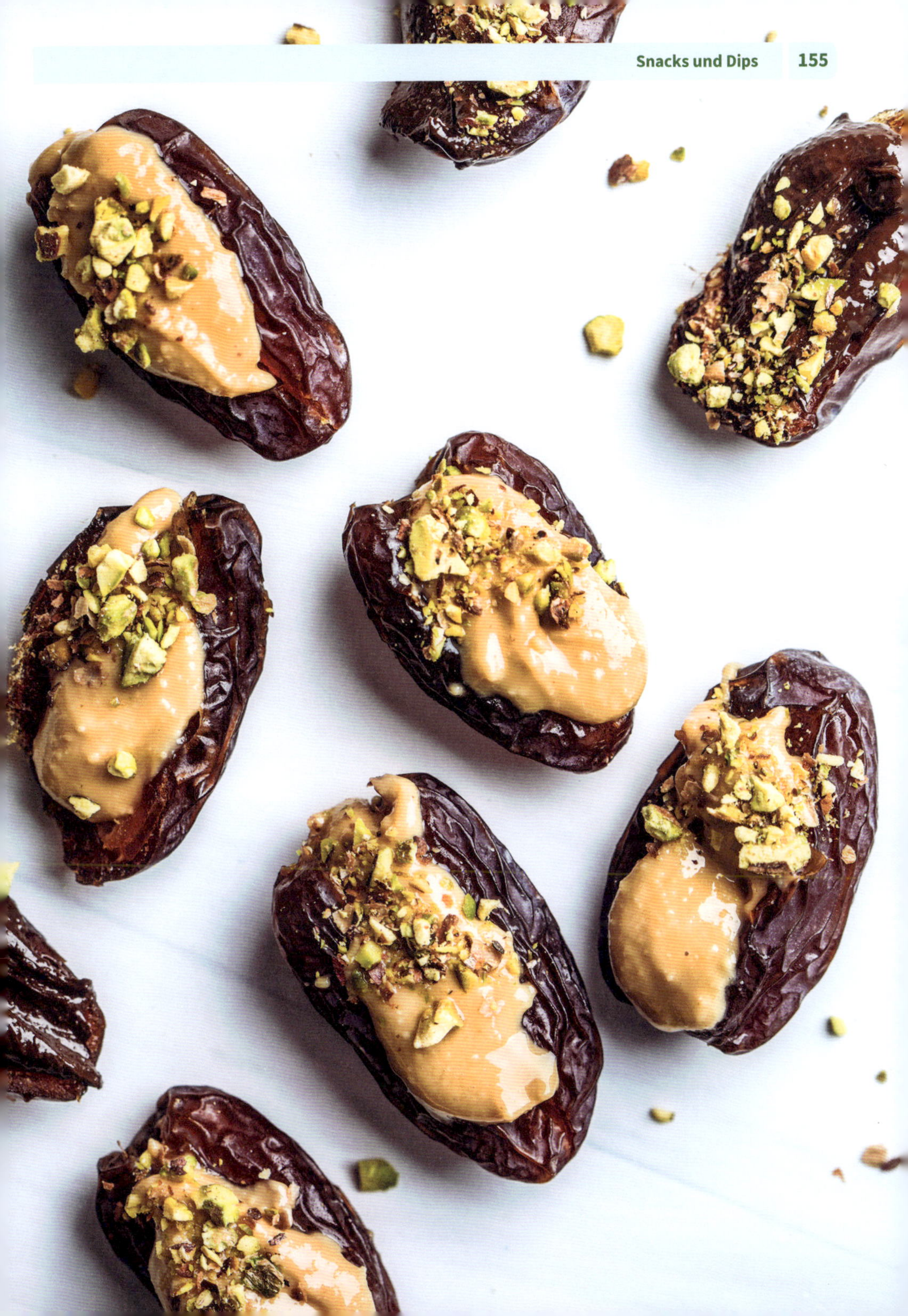

Rote-Bete-Hummus

V

Zubereitungszeit: ca. 40 Minuten

Eine Portion enthält:

188,7 kcal (790,5 kJ)
4,7 g Eiweiß
11,8 g Fett
11,5 g Kohlenhydrate
4,9 g Ballaststoffe

Zutaten für 4 Portionen

2 vorgegarte Rote Bete (ca. 200 g)
1 Glas Kichererbsen (Abtropfgewicht 220 g)
2 Knoblauchzehen
1 EL Tahini (Sesammus)
½ Bio-Zitrone
2 EL Olivenöl
1 EL Leinöl
¼ TL gemahlener Kreuzkümmel
¼ TL gemahlener Koriander
¼ TL schwarzer Pfeffer
½ TL Salz
3–4 Zweige Koriander
schwarzer Sesam

Zubereitung

1 Die Rote Bete in kleine Würfel schneiden. Die Kichererbsen abgießen, abspülen und zusammen mit der Roten Bete in einen Mixer geben. Knoblauch schälen, durch die Knoblauchpresse drücken und in den Mixer geben. Die halbe Zitrone auspressen und mit den restlichen Zutaten bis auf Koriander und Sesam hinzufügen.

2 Alles zu einer feinen Masse mixen. Evtl. noch etwas Öl oder Tahini zufügen. Mit Salz und Pfeffer abschmecken und in einem tiefen Teller anrichten.

3 Den Koriander waschen, trocknen und die Blätter abzupfen. Die Blätter in Streifen schneiden und über den Hummus geben. Etwas Olivenöl und schwarzen Sesam darübergeben und servieren.

TIPP

Hummus kannst du in verschiedenen Varianten zubereiten. Tausche Rote Bete gegen junge Erbsen oder gegrillte Paprika. Sei kreativ!
Fange das Kichererbsenwasser (Aquafaba) beim Abschütten der Kichererbsen auf und zaubere daraus die leckere Schokomousse von Seite 200.

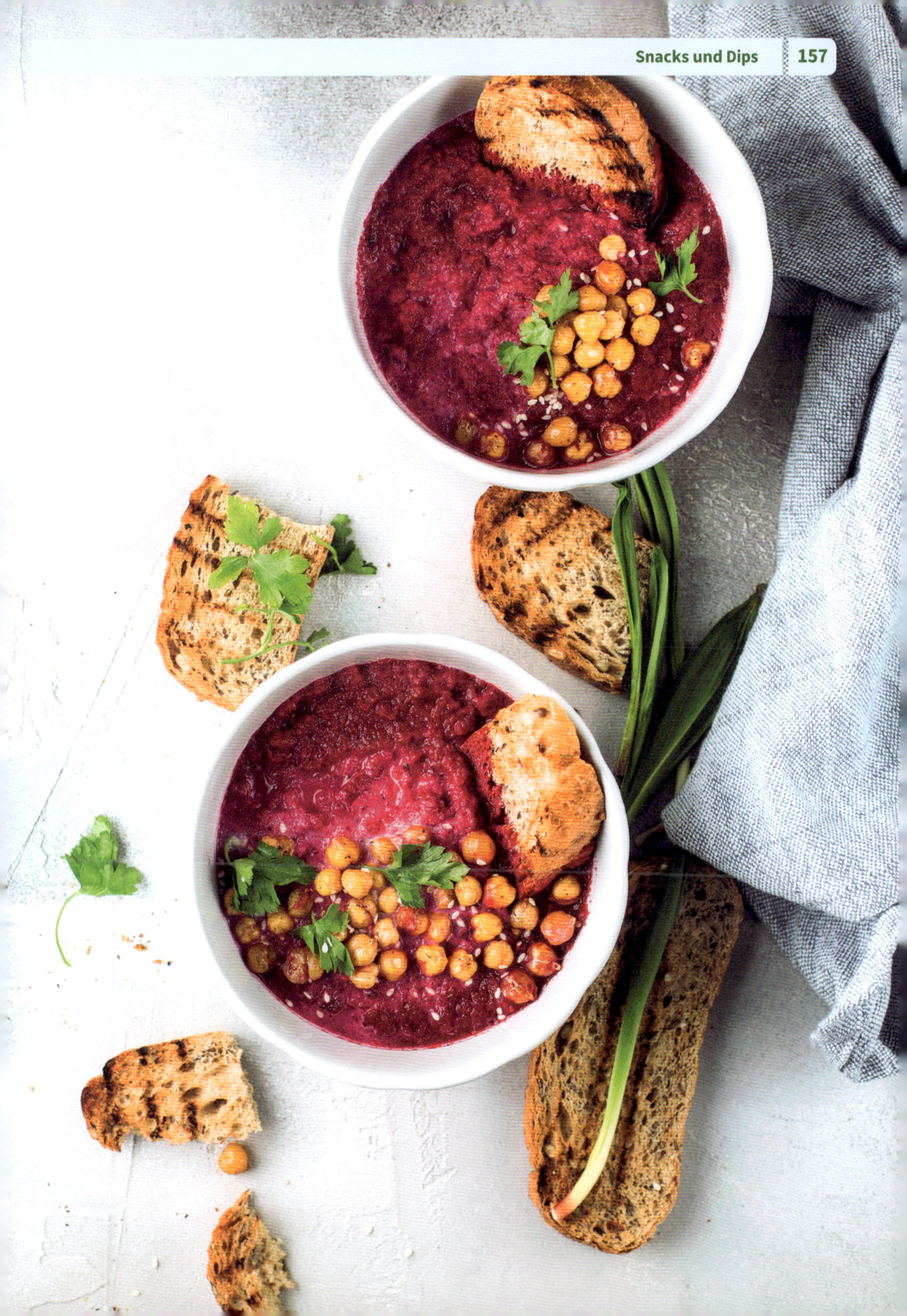

Rote-Bete-Beeren-Smoothie

B O M V

Zubereitungszeit: ca. 5 Minuten

Eine Portion enthält:

254 kcal (1064 kJ)
6,1 g Eiweiß
6,6 g Fett
32,2 g Kohlenhydrate
11,1 g Ballaststoffe

Zutaten für 4 Portionen

200 g vorgegarte Rote Bete
200 g gemischte Beeren (TK)
1 Orange
1 EL Leinöl
3 EL Haferflocken
¼ TL Zimt

Zubereitung

1 Die Beeren etwas antauen lassen. In der Zwischenzeit die Rote Bete in Würfel schneiden. Die Orange halbieren und auspressen.

2 100 ml Wasser, Rote Bete, Orangensaft, Leinöl, Haferflocken und Zimt in einen Mixer geben und ca. 2 Minuten pürieren. Die Beeren zufügen und noch mal durchmixen.

3 Den Smoothie auf zwei Gläser verteilen und servieren.

TIPP

Rote Bete enthält pflanzliches Eisen. In der Kombination mit Vitamin C aus der Orange kann es besser vom Körper aufgenommen und verwertet werden.

VEGETARISCHE HAUPTGERICHTE

Pellkartoffeln mit grüner Soße und Gurkensalat

V

Zubereitungszeit: ca. 35 Minuten

Eine Portion enthält:

333,8 kcal (1397,75 kJ)
8,15 g Eiweiß
8,1 g Fett
49,2 g Kohlenhydrate
7,6 g Ballaststoffe

Zutaten für 4 Portionen

1 kg festkochende Kartoffeln
2 Salatgurken
1 Prise Salz
1 Pck. Kräuter für grüne Soße (150 g)
400 g veganer Quark oder Joghurt
2 EL Senf
1 Bio-Zitrone
Salz, Pfeffer
25 ml Haferdrink
1 EL Leinöl

TIPP

Die Kräutermischung für grüne Soße setzt sich für gewöhnlich zusammen aus Pimpinelle, Petersilie, Kresse, Schnittlauch, Borretsch, Kerbel und Sauerampfer. Du bekommst sie auf dem Wochenmarkt oder auch in der Obst- und Gemüseabteilung im Supermarkt.

Zubereitung

1 Die Kartoffeln in ausreichend Salzwasser ca. 20 Minuten garen.

2 Die Gurken waschen und mit einem Küchenhobel dünn aufschneiden. In einer Schüssel mit einer Prise Salz mischen und zur Seite stellen.

3 Für die grüne Soße die Kräuter verlesen, waschen, trocknen und anschließend fein hacken. Alternativ kann ein Mixer verwendet werden, um die Kräuter zu zerkleinern.

4 In einer Schüssel den Quark mit dem Senf vermischen. Die Zitrone heiß abwaschen, trocknen und die Schale abreiben. Die Zitrone halbieren und den Saft auspressen. Alles vermischen und die Kräuter unterheben, mit Salz und Pfeffer abschmecken.

5 2 EL der grünen Soße in eine kleine Schüssel füllen, mit etwas Haferdrink und Leinöl verrühren und als Dressing für den Gurkensalat verwenden.

6 Die Kartoffeln schälen und zusammen mit dem Gurkensalat und der grünen Soße auf einem Teller anrichten.

Easy-peasy Shakshuka

P

Zubereitungszeit: 35 Minuten

Eine Portion enthält:

331,8 kcal (1388,8 kJ)	47,1 g Kohlenhydrate
9,5 g Eiweiß	6 g Ballaststoffe
12,2 g Fett	

Zutaten für 4 Portionen

1 rote Zwiebel
2 Knoblauchzehen
1 rote Paprika
1 EL Olivenöl
3 EL Tomatenmark
1 TL Kreuzkümmel
1 TL Garam Masala
2 TL Paprikapulver edelsüß
½–1 TL geräuchertes Paprikapulver
¼ TL Chilipulver
2 Dosen stückige Tomaten (800 g)
Salz, Pfeffer
4 Eier
1 Bund glatte Petersilie
4 Scheiben Sauerteigbrot
2 EL Olivenöl

Zubereitung

1 Zwiebeln und Knoblauch schälen und fein würfeln. Paprika waschen, entkernen und klein würfeln. Das Öl in einer Pfanne erhitzen, Zwiebeln und Knoblauch darin ca. 3–4 Minuten andünsten.

2 Paprika, Tomatenmark und die Gewürze zugeben und kurz anbraten. Mit den Tomaten ablöschen. Mit Salz und Pfeffer abschmecken.

3 Die Shakshuka ca. 10 Minuten ohne Deckel bei mittlerer Hitze einköcheln lassen. Mit einer Schöpfkelle vier Mulden in die Soße drücken und je ein Ei hineingeben. Die Hitze reduzieren und den Deckel auf die Pfanne setzen. Die Eier ca. 7–10 Minuten stocken lassen.

4 In der Zwischenzeit die Petersilie waschen, trocknen und in feine Streifen schneiden. Das Sauerteigbrot im Toaster rösten und mit Olivenöl beträufeln.

5 Die Shakshuka auf vier Tellern anrichten, Petersilie darübergeben und mit dem Röstbrot servieren.

TIPP

Garam Masala ist eine indische Gewürzmischung und soll nach der ayurvedischen Heilkunde den Körper erhitzen. Hauptsächlich besteht sie aus schwarzem Kardamom, Zimt, Gewürznelken, schwarzem Pfeffer und Kreuzkümmel.

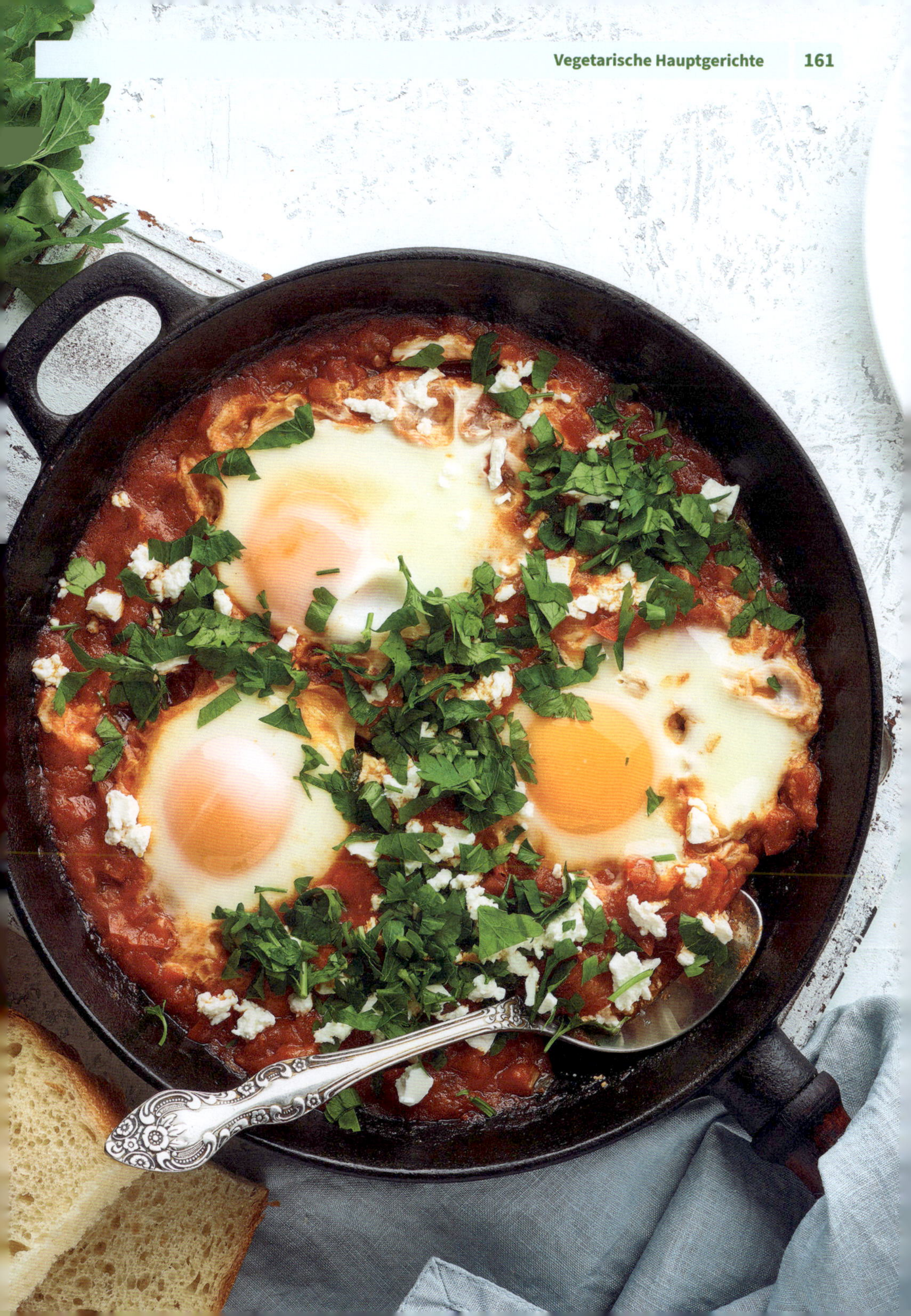

Linsen-Dal mit Minzjoghurt

M V

Zubereitungszeit: ca. 40 Minuten

Eine Portion enthält:

244,25 kcal (1022,8 kJ)
14,6 g Eiweiß
4,7 g Fett
32,8 g Kohlenhydrate
5,3 g Ballaststoffe

Zutaten für 4 Portionen

200 g rote oder gelbe Linsen
1 kleine Zwiebel
1 Knoblauchzehe
1 Stück Ingwer (1 cm)
1 gelbe Paprika (ca. 150 g)
1 EL Kokosöl
1 EL Senfsaat
½ TL Kurkumapulver
½ TL gemahlener Koriander
½ TL gemahlener Kreuzkümmel
¼ TL gemahlener Kardamom
2 Stiele frische Minze
½ Bund frischer Koriander
150 g veganer Kokos-Joghurt
Salz, Pfeffer
Kreuzkümmel
1 Bio-Limette

Zubereitung

1 Die Linsen in einem Sieb abspülen. Zwiebel und Knoblauch schälen und fein würfeln. Ingwer putzen und fein hacken. Die Paprika, waschen, entkernen und in kleine Würfel schneiden.

2 Kokosöl in einem Topf erhitzen. Zwiebel, Knoblauch, Ingwer und Paprika darin anschwitzen. Linsen und Gewürze zugeben und unter Rühren ca. 3 Minuten anrösten. Wasser zugeben, bis es ca. 2 cm über den Linsen steht. Bei kleiner Hitze und geschlossenem Deckel ca. 25 Minuten sämig einköcheln lassen.

3 Die Minze und den Koriander waschen, trocknen und die Blätter abzupfen. Getrennt in feine Streifen schneiden. Die Minze mit Kokos-Joghurt, Salz, Pfeffer und noch etwas Kreuzkümmel verrühren. Die Limette halbieren und auspressen.

4 Das Dal mit Salz und Pfeffer abschmecken und in tiefen Tellern anrichten. Jeweils etwas Joghurt darauf verteilen, mit Koriander bestreuen und etwas Limettensaft darübergeben.

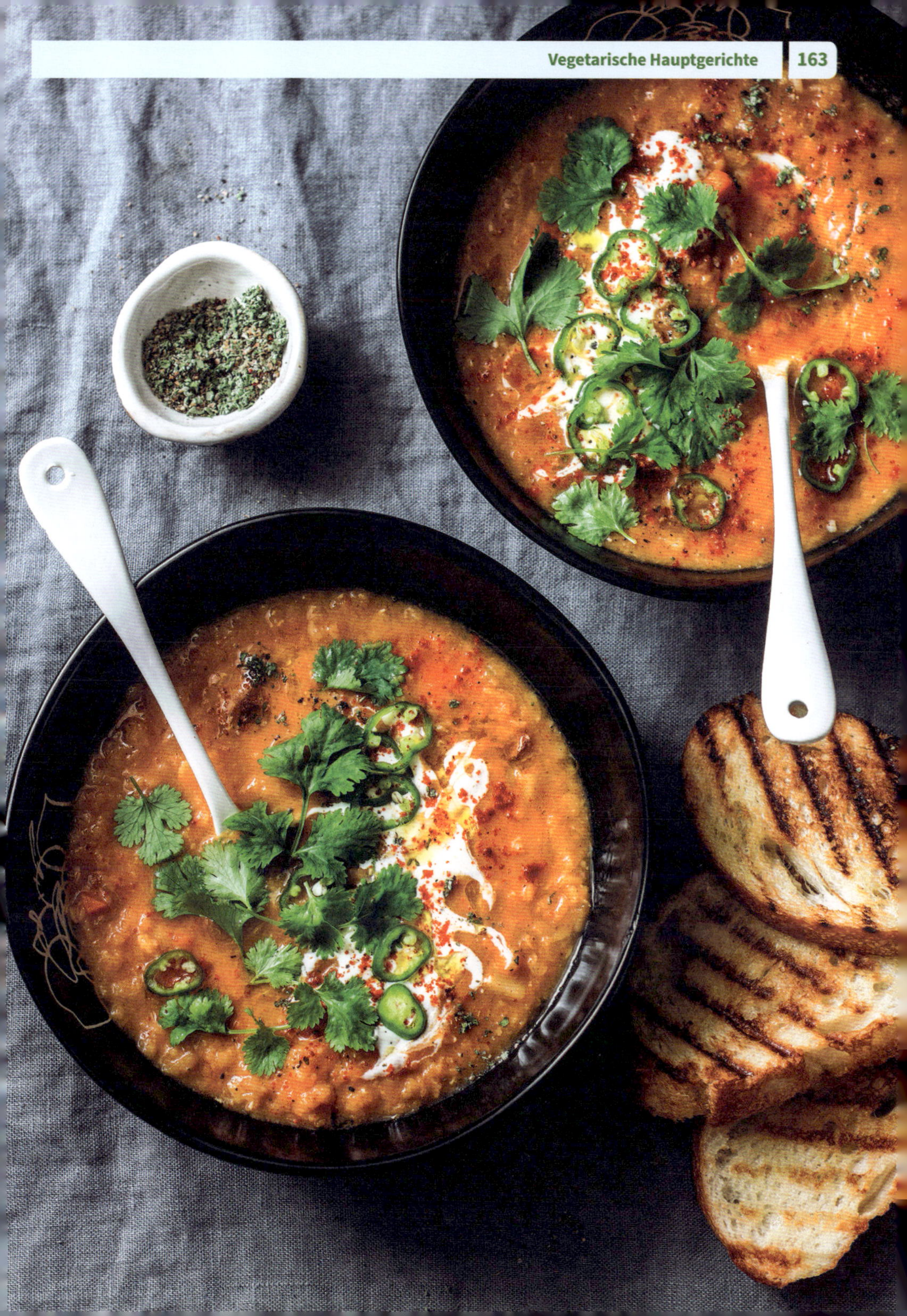

Kichererbsen-Pasta mit Spitzkohl und Radicchio

P O B

Zubereitungszeit: ca. 35 Minuten

Eine Portion enthält:

482,5 kcal (2020,2 kJ)
26,2 g Eiweiß
18,2 g Fett
47,5 g Kohlenhydrate
11,7 g Ballaststoffe

Zutaten für 4 Portionen

150 g Erbsen (TK)
250 g Kichererbsen-Nudeln
400 g Spitzkohl
150 g Radicchio
1 rote Zwiebel
2 Knoblauchzehen
1 Zweig Rosmarin
1 rote Chilischote
1 Bio-Zitrone
150 g Bio-Ziegenfrischkäse
100 ml Haferdrink
Salz, Pfeffer
1 EL Rapsöl
2 EL Walnusskerne (50 g)

Zubereitung

1 Erbsen antauen lassen. Nudeln in reichlich Salzwasser nach Packungsanweisung bissfest garen; in ein Sieb abgießen und beiseitestellen.

2 Spitzkohl und Radicchio halbieren und den Strunk entfernen. In feine Streifen schneiden, kurz abspülen und trocknen.

3 Die Zwiebel und den Knoblauch schälen. Die Zwiebel würfeln und den Knoblauch fein hacken. Rosmarin waschen, trocken schütteln, die Nadeln abzupfen und ebenfalls fein hacken. Die Chilischote halbieren, entkernen und in Streifen schneiden.

4 Die Zitrone heiß abspülen, trocken reiben, die Schale abreiben und eine halbe Zitrone auspressen. Die andere Hälfte in Scheiben schneiden und beiseitestellen.

5 Für die Soße in einem Topf Frischkäse, Haferdrink, Zitronenschale, 1 EL Zitronensaft und Rosmarin verrühren und aufkochen lassen. Mit Salz und Pfeffer abschmecken und ca. 3–5 Minuten bei mittlerer Hitze köcheln lassen.

6 Rapsöl in einer tiefen Pfanne erhitzen und Zwiebel, Knoblauch und Chili kurz anbraten. Den Spitzkohl hinzufügen und ca. 5 Minuten unter Rühren andünsten. Ggf. etwas Wasser zufügen. Die Walnusskerne grob hacken und in einer Pfanne ohne Fett kurz anrösten.

7 Die Erbsen und die Soße hinzugeben und aufkochen, dann die Nudeln zufügen und 2–3 Minuten weiter köcheln lassen. Die Pfanne vom Herd nehmen und den Radicchio unterheben.

8 Die Nudeln in einem tiefen Teller anrichten und die Walnusskerne darübergeben. Mit Zitrone garnieren und servieren.

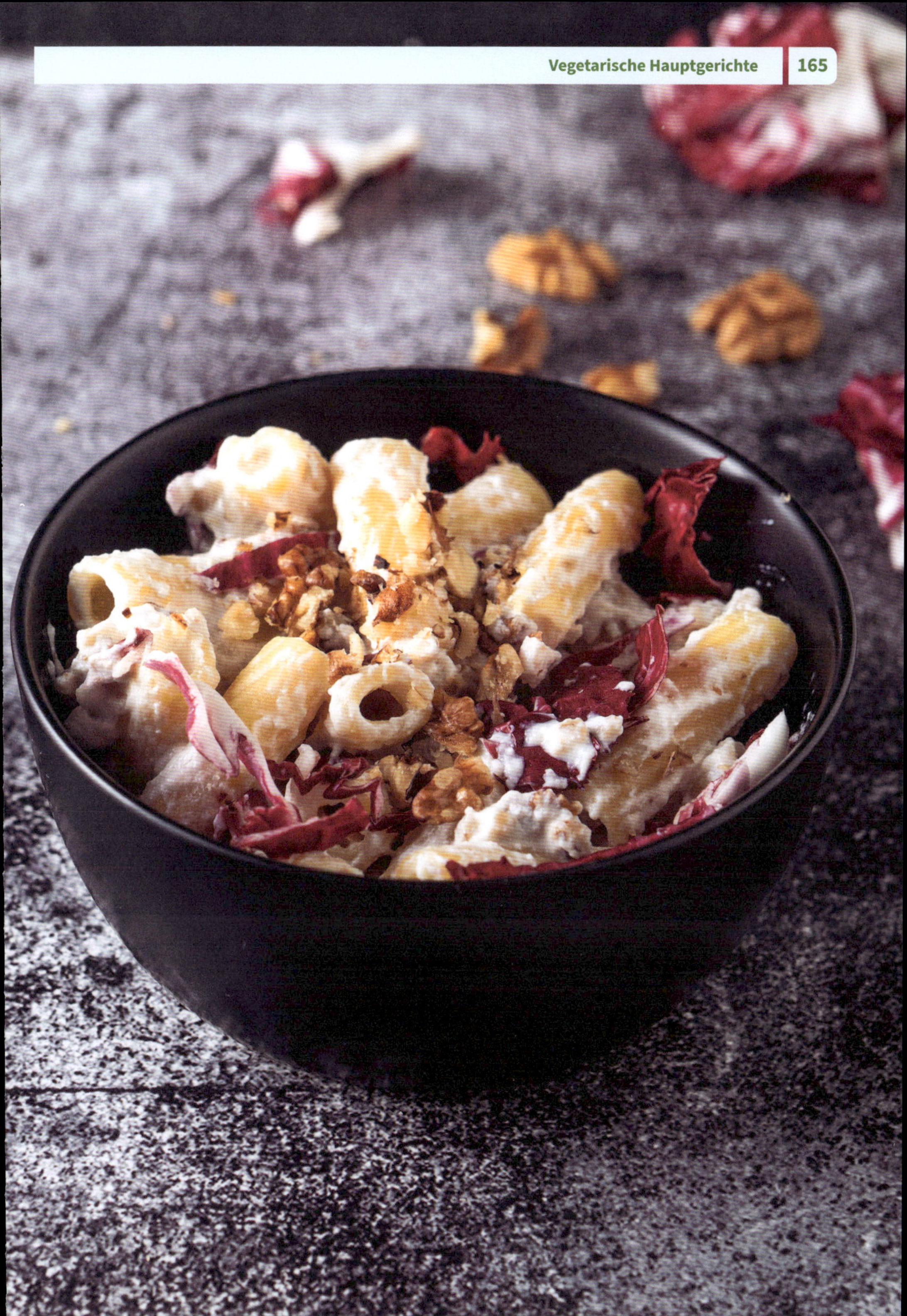

Malzbier-Gemüse-Chili

P B M V

Zubereitungszeit: 45 Minuten

Eine Portion enthält:

345,8 kcal (1924,3 kJ)	54,4 g Kohlenhydrate
18,6 g Eiweiß	19,6 g Ballaststoffe
13,2 g Fett	

Zutaten für 4 Portionen

2 rote Zwiebeln
1 rote Paprika
3 Möhren (ca. 300 g)
1 rote Chili
1 EL Rapsöl
2 Knoblauchzehen
je 1 Glas weiße Bohnen, schwarze Bohnen und Kidneybohnen (Abtropfgewicht 240 g)
1 kleine Dose Mais (Abtropfgewicht 140 g)
1 TL gemahlener Kreuzkümmel
1 TL gemahlener Koriander
1 TL geräuchertes Paprikapulver
1 TL Salz
300 ml Malzbier (alkoholfrei)
200 ml Gemüsebrühe
400 g stückige Tomaten
2 EL Tomatenmark
1 doppelter Espresso
50 g Zartbitterschokolade (mind. 80 % Kakaoanteil)
Salz, Pfeffer
1 EL Ahornsirup
1 Bund frischer Koriander
100 g veganer Joghurt

Zubereitung

1 Das Gemüse waschen und putzen. Zwiebel, Paprika, Möhren grob würfeln und die Chili entkernen und in Ringe schneiden. Rapsöl in einem großen Topf erhitzen und die Zwiebel darin ca. 2 Minuten glasig dünsten. Die Knoblauchzehe schälen und durch die Knoblauchpresse zu den Zwiebeln geben. Das restliche Gemüse zufügen und ca. 5 Minuten andünsten.

2 Die Bohnen und den Mais abschütten und abspülen. Kurz abtropfen lassen und zum Gemüse geben.

3 Die Gewürze zufügen und mit Malzbier, Gemüsebrühe und den stückigen Tomaten ablöschen. Tomatenmark, Espresso und Zartbitterschokolade zufügen und alles gut vermischen. Bei geschlossenem Deckel und mittlerer Hitze ca. 15 Minuten köcheln lassen.

4 Den Deckel abnehmen und weitere 10 Minuten einkochen lassen. Noch einmal mit Salz, Pfeffer und ggf. etwas Ahornsirup abschmecken.

5 Den Koriander waschen und trocken schütteln. Die Blätter vom Stiel abzupfen und in Streifen schneiden.

6 Das Chili auf vier Teller verteilen und mit dem veganen Joghurt und dem Koriander garnieren.

Rote-Linsen-Bolognese mit Cashew-Parmesan

M V

Zubereitungszeit: ca. 30 Minuten

Eine Portion (ohne Parmesan) enthält:

350,8 kcal (1468,5 kJ)	59,2 g Kohlenhydrate
16,3 g Eiweiß	8,2 g Ballaststoffe
3,1 g Fett	

Zutaten für 4 Portionen

2 große Möhren
3 Stangen Sellerie
1 rote Zwiebel
1 Knoblauchzehe
120 g rote Linsen
1 TL Kokosöl
200 ml Gemüsebrühe
1 Dose stückige Tomaten (400 g)
200 g Vollkornpenne (Dinkel oder Buchweizen)
1 TL getrockneter Thymian
1 TL getrockneter Oregano
Salz, Pfeffer
2 EL weißer Balsamico

Für den Cashew-Parmesan

4 EL Cashewkerne (60 g)
10 g Hefeflocken
1 Msp. Knoblauchpulver

Zubereitung

1 Die Möhren schälen und waschen. Den Sellerie putzen und waschen.

2 Die Zwiebel abziehen und alles in kleine Würfel schneiden. Den Knoblauch ebenfalls abziehen und fein hacken.

3 Die Linsen in ein Sieb geben und unter fließendem Wasser kurz abspülen und abtropfen lassen.

4 Das Kokosöl in einem Topf erhitzen und die Zwiebeln und den Knoblauch darin glasig dünsten. Das restliche Gemüse zugeben und ca. 3 Minuten anschwitzen. Die Linsen zugeben und weitere 3 Minuten mit andünsten.

5 Mit Gemüsebrühe und den Tomaten ablöschen und aufkochen lassen. Etwa 15 Minuten bei mittlerer Hitze köcheln lassen.

6 In der Zwischenzeit den Cashew-Parmesan zubereiten. Dazu alle Zutaten in einen Mixer geben und fein mixen. Bei Bedarf noch etwas Hefeflocken und Salz zugeben.

7 Die Nudeln in kochendem Salzwasser nach Packungsanweisung bissfest garen.

8 Die Linsen-Bolognese mit Thymian, Oregano, Salz, Pfeffer und weißem Balsamico abschmecken.

9 Die Nudeln abgießen und mit der Rote-Linsen-Bolognese in einem tiefen Teller anrichten. Etwas Parmesan darüberstreuen und servieren.

Auberginen-Pasta mit Oliven und Artischocken

P B M

Zubereitungszeit: ca. 35 Minuten

Eine Portion enthält:

684,5 kcal (2865,5 kJ)
27,8 g Eiweiß
29,8 g Fett
74,1 g Kohlenhydrate
17,7 g Ballaststoffe

Zutaten für 2 Portionen

1 Aubergine (ca. 400 g)
2 EL Olivenöl
Salz, Pfeffer
2 TL getrockneter Oregano
Knoblauchpulver
160 g Vollkornpenne (Dinkel oder Buchweizen)
1 rote Zwiebel
1 Knoblauchzehe
1 Dose stückige Tomaten (400 g)
1 Glas Artischocken (Abtropfgewicht 180 g, ohne Öl)
10 entsteinte schwarze Oliven
50 g Rucola
100 g Feta light

Zubereitung

1 Den Backofen auf 200 °C Ober-/Unterhitze vorheizen. Die Aubergine waschen und in ca. 2 cm große Würfel schneiden. In einer Schüssel mit 1 ½ EL Olivenöl, Salz, Pfeffer, 1 TL Oregano und Knoblauchpulver würzen. Auf ein mit Backpapier ausgelegtes Backblech geben und ca. 15 Minuten goldbraun backen.

2 Die Nudeln in kochendem Salzwasser nach Packungsanweisung bissfest garen.

3 Zwiebel und Knoblauch schälen und fein würfeln. Das restliche Öl in einer großen Pfanne erhitzen und Zwiebel und Knoblauch ca. 3 Minuten glasig dünsten. Die Tomaten zugeben, mit Salz, Pfeffer und dem restlichen Oregano würzen und ohne Deckel ca. 5 Minuten bei mittlerer Hitze köcheln lassen.

4 Die Artischocken abgießen und evtl. etwas klein schneiden. Den Rucola waschen, putzen und trocknen.

5 Die Nudeln abgießen und zusammen mit den Auberginenwürfeln, Artischocken, Oliven und Rucola unter die Soße heben. Noch einmal mit Salz und Pfeffer abschmecken.

6 Die Pasta in tiefen Tellern anrichten, den Feta darüberbröseln und servieren.

Pastinaken-Kurkuma-Suppe

M V

Zubereitungszeit: ca. 40 Minuten

Eine Portion enthält:

195 kcal (820,7 kJ)
4,4 g Eiweiß
7,5 g Fett
28,4 g Kohlenhydrate
5 g Ballaststoffe

Zutaten für 4 Portionen

400 g Pastinaken
1 mittelgroße Kartoffel (150 g)
1 Möhre (150 g)
1 Zwiebel
1 Knoblauchzehe
1 EL Rapsöl
4 Bio-Orangen
800 ml Gemüsebrühe
Salz, Pfeffer
1 TL Kurkumapulver
100 ml Hafersahne
1 Kästchen Kresse

Zubereitung

1 Pastinaken, Kartoffel und Möhre schälen und in kleine Würfel schneiden. Zwiebel und Knoblauch schälen und fein würfeln.

2 In einem Topf Rapsöl erhitzen, Zwiebel und Knoblauch ca. 2 Minuten andünsten. Die Gemüsewürfel zufügen und 4 Minuten mit andünsten.

3 In der Zwischenzeit eine Orange heiß abwaschen, trocknen und die Schale abreiben. Zusammen mit den restlichen Orangen auspressen und 200 ml Orangensaft beiseitestellen.

4 Das Gemüse mit der Brühe und dem Orangensaft ablöschen. Mit Salz, Pfeffer und Kurkuma würzen und ca. 20 Minuten bei kleiner Hitze köcheln lassen, bis das Gemüse weich ist.

5 Die Suppe mit einem Stabmixer pürieren, Hafersahne untermischen und den Orangenabrieb zufügen. Alles noch einmal kurz aufkochen lassen.

6 Die Kresse vom Beet schneiden. Die Suppe in vier tiefen Tellern anrichten und etwas Kresse darauf verteilen.

Wirsingrouladen mit indischen Linsen

P B M

Zubereitungszeit: ca. 45 Minuten

Eine Portion enthält:

506 kcal (2117,5 kJ)
26,9 g Eiweiß
18,6 g Fett
52,5 g Kohlenhydrate
15,5 g Ballaststoffe

Zutaten für 2 Portionen

Für die Rouladen

1 Zwiebel
1 Knoblauchzehe
1 Stück Ingwer (ca. 1 cm)
1 Möhre (ca. 150 g)
2 EL Rapsöl
250 ml Gemüsebrühe
150 g rote Linsen
¼ Bund frischer Koriander
½ TL Garam Masala
½ Limette
Salz, Pfeffer
8 große Wirsingblätter

Für die Soße

1 Schalotte
½ EL Rapsöl
100 ml Gemüsebrühe
100 ml Soja-Sahne
½ TL Speisestärke
¼ Bund frischer Koriander
Salz, Pfeffer
Saft ½ Limette

Außerdem

Zahnstocher

Zubereitung

1 Für die Füllung der Rouladen Zwiebel, Knoblauch und Ingwer schälen und fein hacken. Die Möhre schälen und grob reiben. 1 EL Öl in einer Pfanne erhitzen und das Gemüse darin bei mittlerer Hitze ca. 2–3 Minuten anschwitzen. Mit der Gemüsebrühe ablöschen, die Linsen zugeben und bei kleiner Hitze ca. 10 Minuten bissfest garen.

2 Den Koriander waschen, trocken schütteln, fein hacken und unter die Linsenmischung rühren. Mit Garam Masala, Saft einer halben Limette, Salz und Pfeffer würzen.

3 Den Strunk aus den Wirsingblättern herausschneiden. Einen Topf mit reichlich Salzwasser aufstellen und die Blätter darin 2 Minuten blanchieren. Herausnehmen, mit kaltem Wasser abschrecken und trocken tupfen.

4 Jeweils zwei Wirsingblätter überlappend nebeneinanderlegen und ein Viertel der Linsenmischung darauf verteilen. Die Seiten einschlagen und zu Rouladen aufrollen. Mit Zahnstochern fixieren und zur Seite stellen.

5 Für die Soße die Schalotte schälen und fein hacken. Öl in einer Pfanne erhitzen und die Schalotte darin ca. 2 Minuten glasig dünsten. Gemüsebrühe und Soja-Sahne zufügen und ca. 2 Minuten köcheln lassen. Stärke mit etwas kaltem Wasser glatt rühren und zur Soße geben. Aufkochen und ca. 5 Minuten bei kleiner Hitze cremig einköcheln lassen.

6 In der Zwischenzeit 1 EL Öl in einer Pfanne erhitzen und die Wirsingrouladen bei mittlerer Hitze von allen Seiten goldbraun anbraten.

7 Koriander waschen, trocknen und die Blätter in feine Streifen schneiden. Die Soße mit Salz, Pfeffer und Limettensaft abschmecken.

8 Die Rouladen aus der Pfanne nehmen, die Zahnstocher entfernen. Zusammen mit der Soße auf zwei Tellern anrichten und den Koriander darüberstreuen.

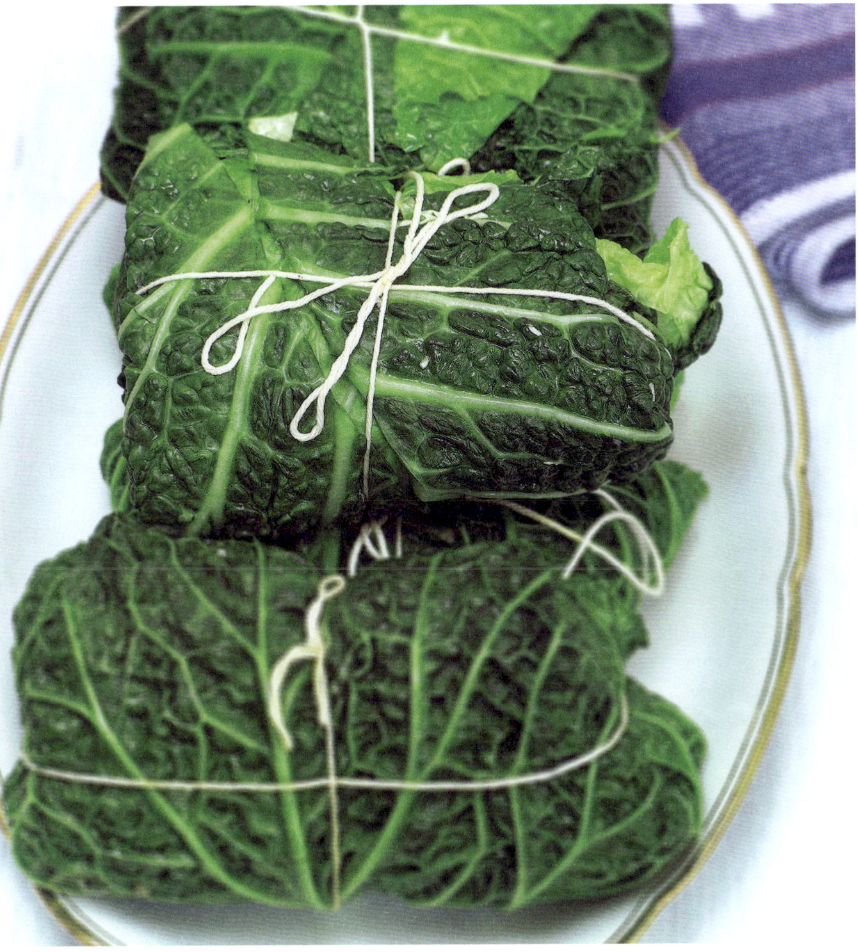

Linguine mit Kürbis-Bologness

P M V

Zubereitungszeit: ca. 30 Minuten

Eine Portion enthält:

540 kcal (2260,8 kJ)
22 g Eiweiß
18,5 g Fett
63,1 g Kohlenhydrate
8,3 g Ballaststoffe

Zutaten für 4 Portionen

400 g Hokkaidokürbis
2 Schalotten
2 Knoblauchzehen
1 EL Olivenöl
275 g veganes Hackfleisch auf Erbsenbasis (z. B. Rewe Beste Wahl)
1 EL Tomatenmark
75 ml Rotwein
1 Dose stückige Tomaten (400 g)
200 ml Gemüsebrühe
Salz, Pfeffer aus der Mühle
2 TL getrockneter Thymian
250 g Vollkornlinguine
½ Bund glatte Petersilie
Cashew-Parmesan (Rezept siehe Seite 167)

TIPP

Wenn gerade keine Saison ist oder es mal schneller gehen soll, eignet sich tiefgekühlter Hokkaidokürbis. Die Kochzeit wird dadurch halbiert.

Zubereitung

1 Den Kürbis waschen, halbieren und die Kerne mit einem Löffel entfernen. Das Fruchtfleisch in kleine Würfel schneiden. Schalotten und Knoblauch schälen und beides fein hacken.

2 Olivenöl in einer großen Pfanne erhitzen und den Kürbis darin ca. 3 Minuten düsten. Schalotten, Knoblauch und das vegane Hack zufügen und alles zusammen ca. 5 Minuten anbraten.

3 Tomatenmark in die Pfanne geben und mit Rotwein ablöschen. Die Tomaten und die Gemüsebrühe zufügen und aufkochen. Mit Salz, Pfeffer und Thymian würzen und ca. 15 Minuten köcheln lassen. Mit Salz und Pfeffer abschmecken.

4 In der Zwischenzeit die Linguine in reichlich Salzwasser bissfest garen. In ein Sieb abschütten und abtropfen lassen. Die Petersilie waschen, trocken schütteln und in feine Streifen schneiden.

5 Die Pasta in einem tiefen Teller anrichten, die Kürbis-Bolognese darübergeben und mit etwas Petersilie und dem Cashew-Parmesan bestreuen und servieren.

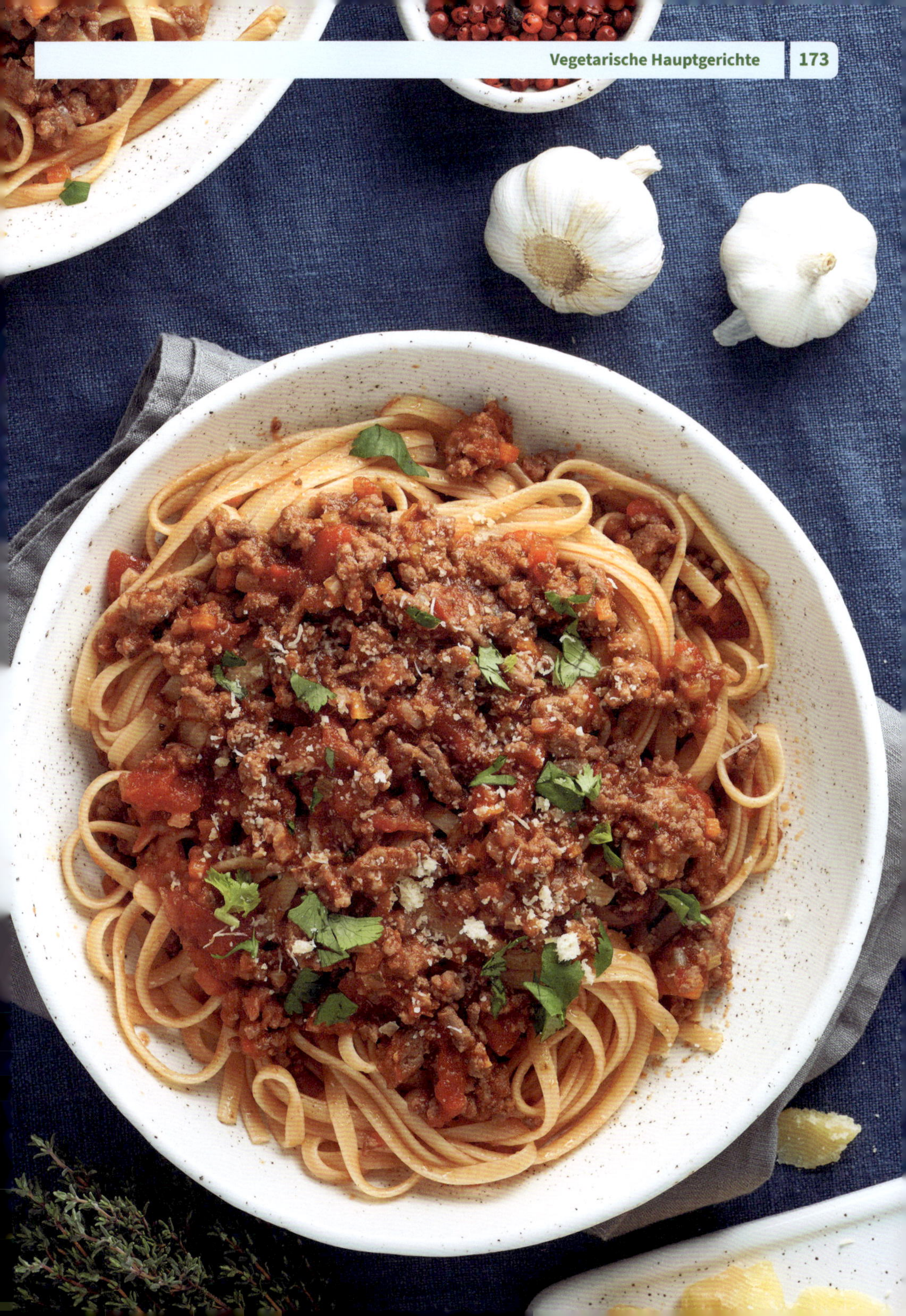

Tomaten-Reis-Salat mit Gurke und Granatapfel

O M

Zubereitungszeit: ca. 60 Minuten

Eine Portion enthält:

497,8 kcal (2083,5 kJ)
11,1 g Eiweiß
24,2 g Fett
59,2 g Kohlenhydrate
7 g Ballaststoffe

Zutaten für 4 Portionen

1 Zwiebel
2 Knoblauchzehen
5 EL Olivenöl
200 g parboiled Reis
300 ml Gemüsebrühe
1 Dose stückige Tomaten (400 g)
1 EL Kurkumapulver
30 g getrocknete Datteln
50 g getrocknete Tomaten (Soft-Tomaten)
400 g Snack-Gurken oder Salatgurke
30 g Kalamata-Oliven
½ Bund glatte Petersilie
2 EL Mandeln (30 g)
½ Bio-Zitrone
Salz, Pfeffer
2 EL gehackte Pistazien (30 g)
3 EL Granatapfelkerne

Zubereitung

1 Zwiebel und Knoblauch schälen und fein würfeln. 1 EL Olivenöl in einem Topf erhitzen. Zwiebel und Knoblauch ca. 3 Minuten andünsten. Den Reis zufügen und unter Rühren kurz mit anschwitzen. Mit der Gemüsebrühe ablöschen, Tomaten und Kurkuma zufügen und gut durchrühren. Den Reis ca. 20 Minuten bei mittlerer Hitze köcheln lassen. Gelegentlich umrühren.

2 Die Datteln ggf. entsteinen und zusammen mit den Soft-Tomaten in kleine Würfel schneiden. Wenn der Reis gar ist, vom Herd nehmen, Datteln und Tomaten unterrühren und 10 Minuten ziehen lassen.

3 Die Snack-Gurken waschen, halbieren, mit einem Esslöffel die Kerne entfernen und in Scheiben schneiden. Die Oliven ggf. entkernen, in Ringe schneiden. Petersilie waschen, trocken schütteln und in feine Streifen schneiden. Die Mandeln hacken, die Zitrone waschen, trocknen, halbieren und den Saft einer Hälfte auspressen.

4 Den Reis in einer großen Schüssel anrichten und mit Salz und Pfeffer abschmecken. Die Pistazien und die restlichen Zutaten zufügen, 4 EL Olivenöl und Zitronensaft darübergeben und gut durchmischen, zuletzt die Granatapfelkerne darüberstreuen.

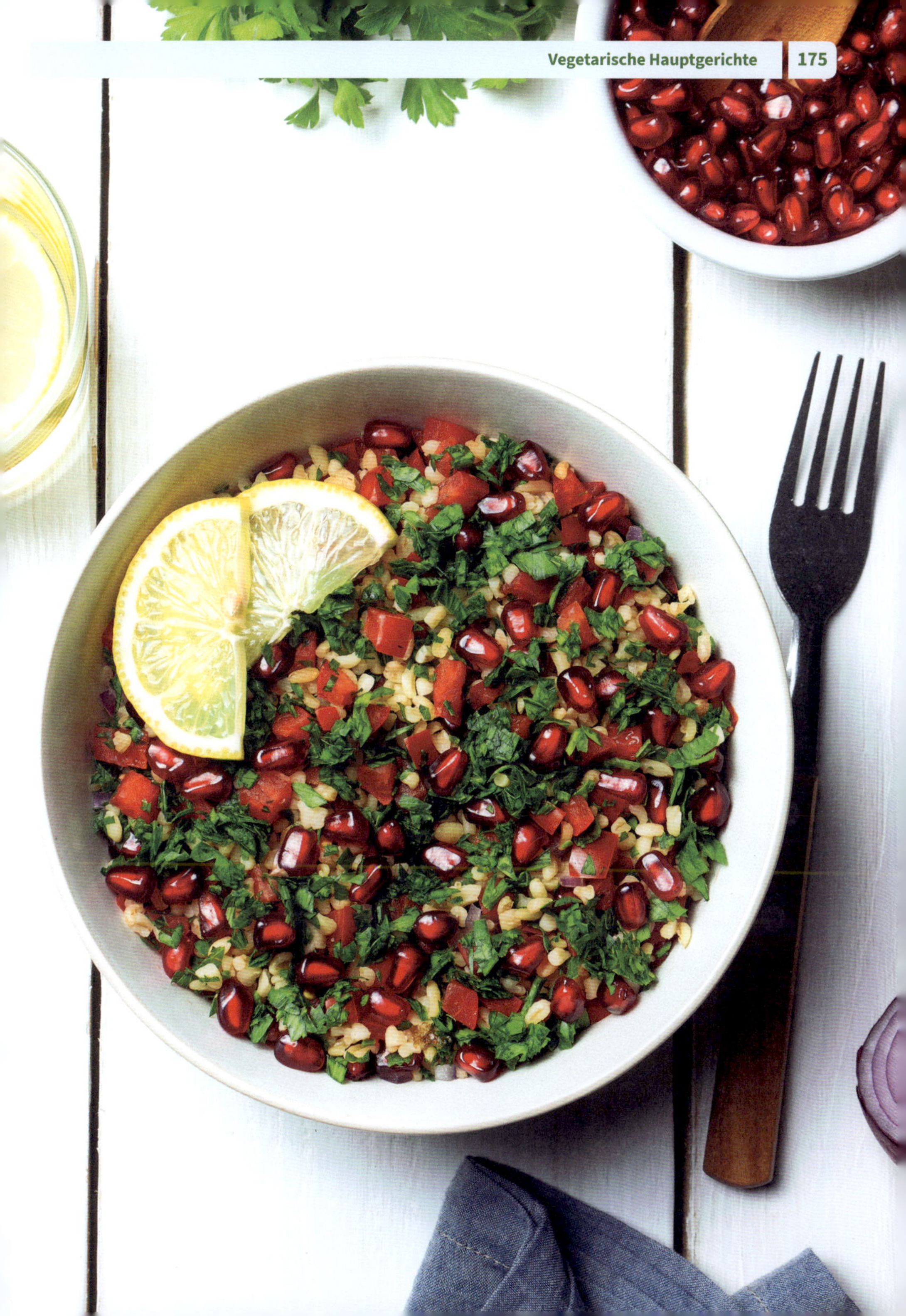

Kartoffel-Kürbis-Gratin

O M

Zubereitungszeit: ca. 30 Minuten
Backzeit: ca. 40 Minuten

Eine Portion enthält:

475 kcal (1989,3 kJ)
17,5 g Eiweiß
29,6 g Fett
31,8 g Kohlenhydrate
5,8 g Ballaststoffe

Zutaten für 4 Portionen

200 g Kartoffeln
500 g Hokkaidokürbis
1 Knoblauchzehe
1 Zwiebel
1 TL Rapsöl
250 ml Hafersahne
2 TL getrockneter Thymian
Salz, Pfeffer aus der Mühle
Muskat
1 EL Hefeflocken
1 EL Rapsöl
275 g veganes Hackfleisch auf Erbsenbasis (z. B. Rewe Beste Wahl)
30 g geriebener Bergkäse
2 EL gehackte Walnüsse (30 g)

Zubereitung

1 Den Ofen auf 180 °C Ober-/Unterhitze vorheizen. Kartoffeln schälen, waschen und in feine Scheiben hobeln. Den Kürbis waschen, vierteln, entkernen und in schmale Spalten schneiden.

2 Knoblauch und Zwiebel schälen und fein würfeln. 1 TL Rapsöl in einem Topf erhitzen, Zwiebeln und Knoblauch ca. 3 Minuten andünsten. Mit der Hafersahne ablöschen, Thymian hinzufügen und mit Salz, Pfeffer und Muskat abschmecken. Kurz aufkochen lassen, vom Herd nehmen, Hefeflocken einrühren und zur Seite stellen. Rapsöl in einer Pfanne erhitzen und das vegane Hack krümelig anbraten.

3 Eine Auflaufform ein wenig einfetten und die Hälfte der Kartoffeln auf den Boden schichten. Das Hack hinzugeben und die Hälfte der Soße darübergießen. Noch eine Schicht Kartoffeln auf das Hack geben und die Kürbisspalten darauflegen. Die restliche Soße angießen und mit dem Bergkäse bestreuen.

4 Das Gratin ca. 40 Minuten in den Ofen geben. Nach 30 Minuten die gehackten Walnusskerne auf den Käse geben und zu Ende backen.

Rotwein-Zwiebel-Quiche

M V

Zubereitungszeit: ca. 15 Minuten
Backzeit: ca. 15 + 25 Minuten

Eine Portion enthält:

293,8 kcal (1229,9 kJ)	34,4 g Kohlenhydrate
11 g Eiweiß	5,7 g Ballaststoffe
9,5 g Fett	

Zutaten für 1 Tarteform (8 Portionen)

4 rote Zwiebeln
200 ml Rotwein
1 veganer Dinkel-Quiche-Teig (alternativ Dinkel-Pizzateig)
getrocknete Erbsen zum Blindbacken
15 g geschrotete Leinsamen (ersetzt 1 Ei in Größe M)
120 g Kichererbsenmehl
2 EL Hefeflocken
200 g Hafersahne
200 ml Gemüsebrühe
Salz, Pfeffer
Knoblauchpulver
Muskat
150 g Cherrytomaten
1 TL Rohrohrzucker
2 EL Pinienkerne
1 Schälchen rote Kresse

Zubereitung

1 Den Backofen auf 200 °C Ober-/Unterhitze vorheizen. Die Zwiebeln schälen und in ca. 1,5 cm dicke Scheiben schneiden. Rotwein in einer Pfanne erhitzen und die Zwiebeln darin köcheln, bis der Rotwein eingekocht ist. Zwischendurch die Zwiebeln vorsichtig wenden.

2 Quicheteig in eine runde Backform geben und mit einer Gabel einstechen. Einen Bogen Backpapier darauflegen und die Erbsen darauf verteilen. Auf mittlerer Schiene ca. 15 Minuten vorbacken.

3 In der Zwischenzeit die Füllung zubereiten: Leinsamen, Kichererbsenmehl, Hefeflocken, Hafersahne und Gemüsebrühe zu einem dickflüssigen Teig verrühren. Mit Salz, Pfeffer, Knoblauchpulver und Muskat abschmecken.

4 Die Cherrytomaten waschen, trocknen und halbieren. Die Quiche aus dem Ofen nehmen und das Backpapier und die Erbsen entfernen. Die Creme auf den Teig geben, die Rotweinzwiebeln und die Tomaten darauf verteilen. Den Rohrohrzucker vorsichtig auf den Zwiebeln verteilen. Die Quiche wieder in den Backofen geben und weitere 25 Minuten backen.

5 Die Pinienkerne in einer Pfanne ohne Fett anrösten. Kresse vom Beet schneiden. Quiche aus dem Ofen nehmen, mit Kresse und Pinienkernen garnieren und servieren.

Linsen-Kichererbsen-Salat mit Halloumi

P B O M

Zubereitungszeit: ca. 20 Minuten

Eine Portion enthält:

441,8 kcal (1849,3 kJ)
22,7 g Eiweiß
24,5 g Fett
24,5 g Kohlenhydrate
10,1 g Ballaststoffe

Zutaten für 4 Portionen

1 Glas braune Linsen (Abtropfgewicht ca. 240 g)
1 Glas Kichererbsen (Abtropfgewicht ca. 240 g)
1 rote Zwiebel
1 Bund Petersilie
500 g Rote Bete (vorgegart, vakuumiert)
1 Bio-Zitrone
2 EL Olivenöl
1 EL Leinöl
2 TL körniger Senf
Salz, Pfeffer aus der Mühle
250 g Halloumi

TIPP

Halloumi oder Challúmi ist ein halbfester Schnittkäse aus der Milch von Kühen, Schafen oder Ziegen. Er wird genau wie Mozzarella in einer Salzlake eingelegt und besitzt eine faserige Konsistenz, ist jedoch würziger und fester. Er eignet sich sehr gut zum Grillen, zum Braten und als Belag für einen vegetarischen Burger.

Zubereitung

1 Linsen und Kichererbsen abschütten, mit kaltem Wasser abspülen und gut abtropfen lassen. Die Zwiebel schälen und fein würfeln. Petersilie waschen, trocken schütteln und in feine Streifen schneiden.

2 Die Rote Bete aus der Verpackung nehmen und in kleine Würfel schneiden.

3 Die Zitrone unter heißem Wasser abspülen, trocken reiben und die Schale abreiben, anschließend auspressen und den Saft in eine große Schüssel geben. Olivenöl, Leinöl, 1 EL lauwarmes Wasser und Senf zugeben und gut verrühren. Mit Salz und Pfeffer abschmecken.

4 Den Halloumi in acht Scheiben schneiden und in einer beschichteten Pfanne ohne Fett ca. 3 Minuten von jeder Seite goldbraun anbraten.

5 Die Kichererbsen, Linsen, Rote Bete und Petersilie in die Schüssel geben und alles gut miteinander vermischen.

6 Den Salat auf vier Teller verteilen, je zwei Scheiben Halloumi darauf platzieren und mit dem Zitronenabrieb garnieren.

Erbsensalat mit Joghurt-Limetten-Dressing

M

Zubereitungszeit: ca. 20 Minuten

Eine Portion enthält:

203,8 kcal (853 kJ)	20,6 g Kohlenhydrate
12,7 g Eiweiß	7,2 g Ballaststoffe
5,4 g Fett	

Zutaten für 4 Portionen

- 400 g TK Bio-Erbsen
- 1 Kohlrabi (ca. 400 g)
- 250 g bunte Cherrytomaten
- 1 Frühlingszwiebel
- 1 Kästchen Gartenkresse oder Erbsensprossen
- 5 Stiele Minze
- 200 g Joghurt, 1,5 % Fett
- 1 Bio-Limette
- 1 EL Leinöl
- 1 Prise Rohrohrzucker
- Salz, Pfeffer
- Kreuzkümmel

Zubereitung

1 Wasser in einem Topf zum Kochen bringen. Die Erbsen ca. 5 Minuten blanchieren, danach in ein Sieb abschütten und mit kaltem Wasser abspülen. Gut abtropfen lassen.

2 Den Kohlrabi schälen, grob reiben und in eine Schüssel geben. Die Cherrytomaten waschen und vierteln. Frühlingszwiebel waschen, trocknen und in feine Ringe schneiden. Zusammen mit den Tomaten und Erbsen in die Schüssel geben. Die Kresse abschneiden und zum Salat geben.

3 Die Minze waschen, trocken schütteln, die Blättchen abzupfen und in feine Streifen schneiden. Den Joghurt in eine Schüssel geben. Die Limette heiß abwaschen, trocknen und etwas Schale abreiben. Die Limette auspressen und Abrieb und Saft zum Joghurt geben.

4 Leinöl, Zucker, Salz, Pfeffer und etwas Kreuzkümmel zufügen und gut verrühren. Die Minze unterrühren.

5 Den Salat durchmischen und auf vier Tellern anrichten. Das Limetten-Joghurt-Dressing darübergeben und servieren. Dazu passt geräucherter Lachs, Stremellachs oder Forelle.

One-Pot-Pasta „Greek Style"

P B M

Zubereitungszeit: ca. 25 Minuten

Eine Portion enthält:

485,5 kcal (2032,8 kJ)
62,5 g Kohlenhydrate
22,6 g Eiweiß
10,8 g Ballaststoffe
17,6 g Fett

Zutaten für 4 Portionen

1 rote Zwiebel
2 Knoblauchzehen
250 g Cherrytomaten
400 g Zucchini
80 g getrocknete Tomaten (ohne Öl)
1 Glas Artischockenherzen (Abtropfgewicht 165 g)
10 entkernte schwarze Oliven
1 TL Salz
1 TL getrockneter Oregano
1 TL getrockneter Majoran
½ TL getrockneter Thymian
260 g Risoni (griechische Nudeln)
800 ml Gemüsebrühe
1 Bund Basilikum
1 Bio-Zitrone
200 g Feta light (alternativ veganer Feta)
frisch gemahlener Pfeffer
etwas Olivenöl und Zitronensaft

Zubereitung

1 Die Zwiebel schälen, den Knoblauch abziehen und beides fein würfeln. Die Cherrytomaten waschen und vierteln. Die Zucchini waschen, der Länge nach halbieren und in Würfel schneiden.

2 Die getrockneten Tomaten würfeln. Die Artischocken abtropfen lassen und je nach Größe noch einmal halbieren oder vierteln.

3 Das vorbereitete Gemüse zusammen mit den Oliven und den Gewürzen in einen großen Topf geben. Die ungekochten Nudeln zufügen und mit Gemüsebrühe auffüllen. Alles einmal durchmischen. Es sollte alles gut bedeckt sein, evtl. noch etwas Wasser zugießen.

4 Bei mittlerer Hitze ca. 12 Minuten köcheln lassen, bis die Nudeln gar sind. In der Zwischenzeit das Basilikum waschen, trocken schütteln und in feine Streifen schneiden. Die Zitrone waschen, trocken reiben und etwas Schale abreiben.

5 Den Topf vom Herd nehmen und den Feta mit den Händen in die Pasta bröseln. Das Basilikum und den Zitronenabrieb zugeben und alles miteinander vermischen. Mit Salz und Pfeffer abschmecken.

6 Die Pasta auf vier Teller verteilen, ein wenig Olivenöl darübergeben und für mehr Frische noch etwas Zitronensaft.

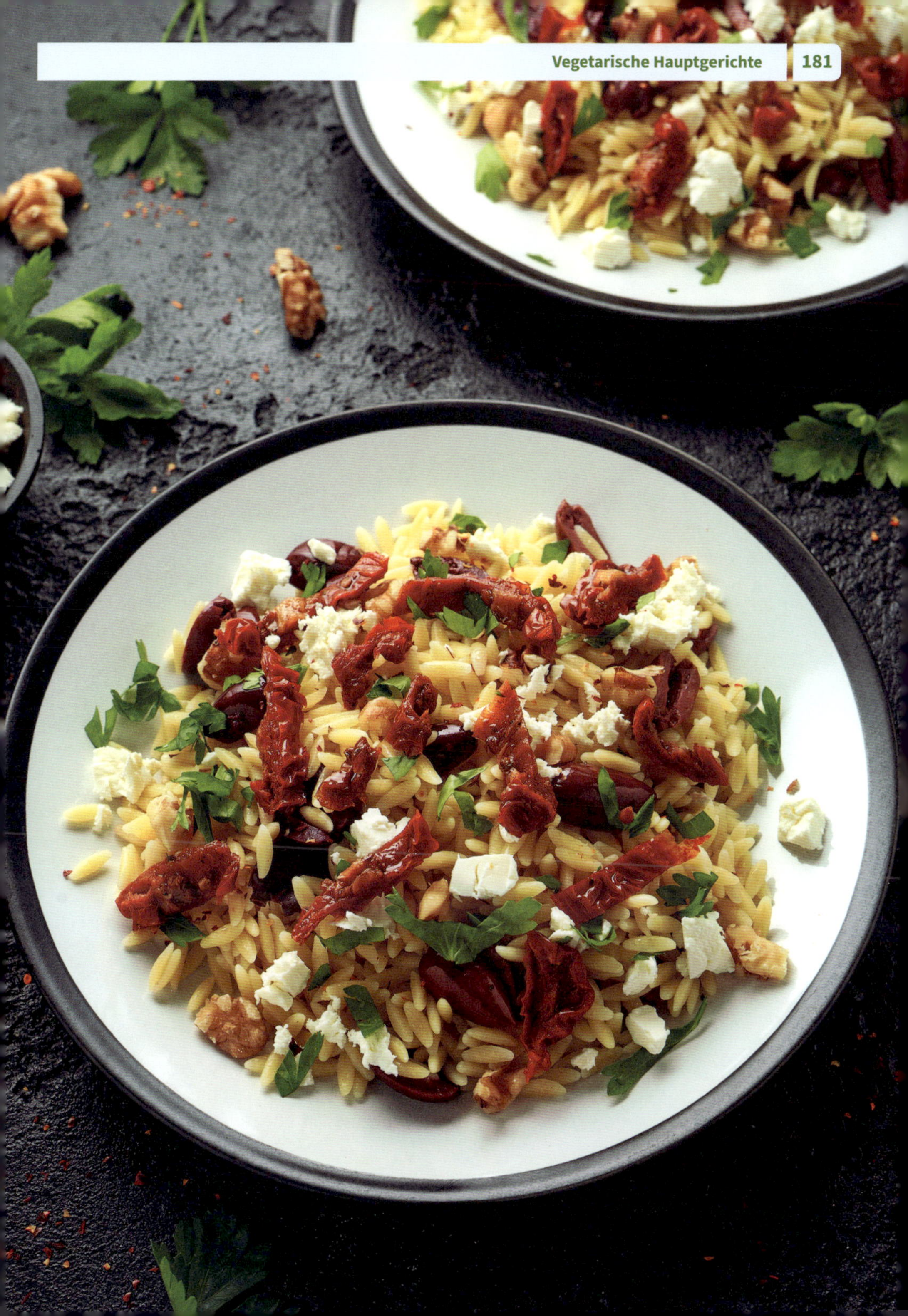

Vegane Spinat-Tortilla

V

Zubereitungszeit: ca. 35 Minuten

Eine Portion enthält:

205,8 kcal (861,7 kJ)
8,7 g Eiweiß
4,1 g Fett
31,5 g Kohlenhydrate
7,5 g Ballaststoffe

Zutaten für 6 Portionen

- 750 g Pellkartoffeln (vorgekocht)
- 2 Zwiebeln
- 1 Knoblauchzehe
- 400 g Babyspinat
- 120 g Kichererbsenmehl
- 1 gestrichener TL Kala Namak
- ½ TL Kurkumapulver
- Pfeffer
- Muskat
- 3 EL Olivenöl

TIPP

Durch seinen hohen Schwefelgehalt verleiht Kala Namak diesem veganen Gericht seine typische Ei-Note. Dazu passt ein grüner Salat oder Tomatensalat.
Die Tortilla eignet sich prima zum Mitnehmen ins Büro und schmeckt auch kalt super lecker.

Zubereitung

1 Die Kartoffeln schälen und in kleine Würfel schneiden. Die Zwiebeln schälen, den Knoblauch abziehen und beides fein würfeln. Den Babyspinat waschen und abtropfen lassen.

2 Das Kichererbsenmehl mit 250 ml Wasser und den Gewürzen zu einem glatten Teig verrühren.

3 Olivenöl in einer Pfanne erhitzen und die Kartoffeln darin ca. 5 Minuten anbraten. Zwiebeln und Knoblauch zugeben und 2 Minuten mitdünsten. Zum Schluss den Spinat zugeben und zusammenfallen lassen.

4 Die Kartoffeln in eine große Schüssel geben und mit dem Kichererbsenteig vermischen. Kurz durchziehen lassen. 2 EL Olivenöl in einer Pfanne erhitzen und die Tortillamasse darin ca. 5 Minuten bei mittlerer Hitze ausbacken. Einen großen Teller über die Pfanne legen, umdrehen und die Tortilla darauf auffangen. Wieder zurück in die Pfanne geben und von der anderen Seite
ca. 5 Minuten backen.

5 Die Tortilla auf einen Teller geben und in sechs Portionen aufteilen.

HAUPTGERICHTE MIT FLEISCH UND FISCH

Herzhafte Forellen-Muffins mit Frühlingszwiebeln

O M

Zubereitungszeit: 20 Minuten
Backzeit: ca. 45–50 Minuten

Ein Stück enthält:

203,8 kcal (710,8 kJ)
9,6 g Eiweiß
6,7 g Fett
16,3 g Kohlenhydrate
2,8 g Ballaststoffe

Zutaten für 12 Stück

3 Frühlingszwiebeln
200 g geräucherte Forelle
300 ml Haferdrink
200 g Bio-Magerquark
1 TL Salz
2 EL Olivenöl
1 EL gemahlener Leinsamen
200 g Dinkelvollkornmehl
50 g Dinkelmehl (Type 1050)
2 TL Backpulver
1 TL getrockneter Thymian
3 EL gehackte Walnüsse (30 g)

TIPP

Dazu passt ein grüner Salat oder Kartoffeln und Spargel. Auch eignen sich die Muffins als Frühstück für unterwegs oder im Büro.

Zubereitung

1 Den Backofen auf 200 °C Ober-/Unterhitze vorheizen. Ein Muffinblech mit etwas Olivenöl einfetten.

2 Frühlingszwiebeln putzen und in dünne Ringe schneiden. Forellenfilets auf einem Schneidbrett grob hacken.

3 Pflanzenmilch, Quark, Salz und Olivenöl in einer Schüssel verrühren. Leinsamenmehl, Dinkelmehle, Backpulver und Thymian zufügen und mit dem Handmixer zu einem geschmeidigen Teig verkneten. Walnüsse, Frühlingszwiebeln und Forellenfilets unterheben.

4 Den Teig auf die zwölf Mulden des Muffinblechs verteilen und ca. 45–50 Minuten goldbraun backen.

5 Die Muffins aus dem Ofen nehmen und etwas abkühlen lassen.

Ofenlachs im Spitzkohlbett

P B O

Zubereitungszeit: 25 Minuten
Backzeit: ca. 25 Minuten

Eine Portion enthält:

403 kcal (1687 kJ)
35,9 g Eiweiß
17,9 g Fett
17,8 g Kohlenhydrate
10,5 g Ballaststoffe

Zutaten für 2 Portionen

3 Möhren (ca. 300 g)
300 g Spitzkohl
3 Frühlingszwiebeln
1 Bio-Zitrone
1 Stück Ingwer (1,5 cm)
1 EL Rapsöl
50 ml Gemüsebrühe
Salz, Pfeffer
300 g Lachsfilet (2 Stück)
½ Bund Schnittlauch

Außerdem

Backpapier
Bindfaden oder Tacker

Zubereitung

1 Den Backofen auf 200 °C Ober-/Unterhitze vorheizen. Die Möhren schälen und mit dem Sparschäler in Streifen schneiden. Den Kohl putzen und in feine Streifen schneiden. Die Frühlingszwiebeln waschen, putzen und schräg in Streifen schneiden. Alles in eine große Schüssel geben.

2 Die Zitrone heiß abwaschen, trocknen, die Schale abreiben und den Saft auspressen. Den Ingwer schälen und mit einer Küchenreibe fein reiben. Rapsöl, Gemüsebrühe, Zitronenabrieb und Ingwer verrühren. Die Marinade über das Gemüse geben, alles gut durchmischen und mit Salz und Pfeffer abschmecken.

3 Das Lachsfilet abwaschen, trocken tupfen und mit Salz und Pfeffer würzen. Ein Blatt Backpapier in der Mitte teilen. Auf jeden Bogen etwas Gemüse verteilen und den Lachs daraufbetten. Mit einem Bindfaden zu kleinen Päckchen schnüren oder mit einem Tacker zusammentackern, sodass der Lachs darin gut garen kann. Die beiden Päckchen auf ein Backblech setzen und im Ofen ca. 25 Minuten garen.

4 Schnittlauch waschen und in kleine Röllchen schneiden. Die Päckchen auf je einen Teller geben und öffnen. Den Fisch mit Zitronensaft beträufeln und mit Schnittlauch bestreuen.

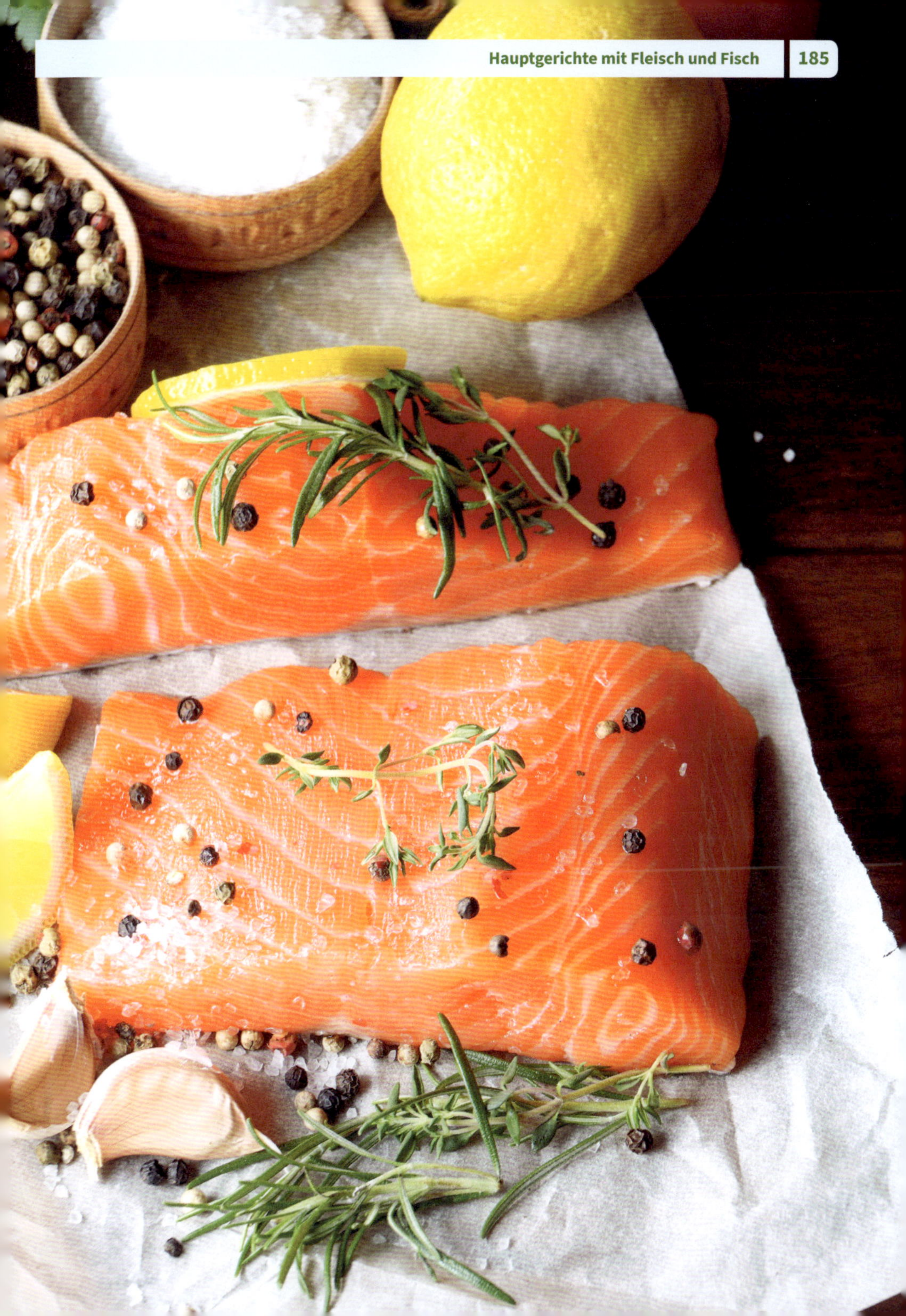

Lachs mit Ofengemüse und Tomatensalsa

P O

Zubereitungszeit: ca. 25 Minuten
Backzeit: ca. 25 Minuten

Eine Portion enthält:

510,3 kcal (2136,5 kJ)
34,8 g Eiweiß
31,3 g Fett
16,9 g Kohlenhydrate
8,9 g Ballaststoffe

Zutaten für 4 Portionen

2 rote Zwiebeln
2 rote Paprika (ca. 300 g)
1 Stange Lauch
3 Frühlingszwiebeln
3 Möhren (ca. 300 g)
2 EL Olivenöl
600 g Lachsfilet (4 Stück)
1 Schalotte
1 Knoblauchzehe
1 rote Chili
3 Tomaten (ca. 250 g)
1 TL Kapern
1 EL Olivenöl
½ Bund Koriander
Salz, Pfeffer

Zubereitung

1 Den Backofen auf 200 °C Ober-/Unterhitze vorheizen. Die Zwiebeln schälen und in Spalten schneiden. Paprika waschen, entkernen und in grobe Stücke schneiden. Lauch und Frühlingszwiebeln putzen und den Lauch schräg in 1 cm breite Ringe schneiden. Die Frühlingszwiebeln am Stück lassen. Möhren schälen, halbieren und längs vierteln.

2 Zwiebeln, Paprika und Möhren auf ein Backblech geben, mit 1 EL Öl beträufeln, mit Salz und Pfeffer würzen und gut durchmischen. In den vorgeheizten Backofen geben und ca. 10 Minuten backen. Dann den Lauch dazugeben und weitere 10 Minuten backen.

3 Die Lachsfilets abspülen, trocken tupfen und zusammen mit den Frühlingszwiebeln auf das Ofengemüse geben. Den Lachs mit 1 EL Olivenöl beträufeln und etwas salzen und pfeffern. Alles zusammen ca. 15 Minuten fertig backen.

4 In der Zwischenzeit die Salsa vorbereiten. Schalotte und Knoblauch schälen und grob zerkleinern. Chili waschen, entkernen und in Würfel schneiden. Die Tomaten waschen, vierteln, die Kerne entfernen und grob klein schneiden. Koriander waschen und trocken schütteln.

5 Alles zusammen mit Kapern, Olivenöl und Koriander in einen hohen Mixbecher geben und mit dem Pürierstab fein pürieren. Mit Salz und Pfeffer abschmecken.

6 Das Blech aus dem Ofen nehmen und Gemüse und Lachs auf vier Tellern anrichten. Die Salsa auf den Lachs geben und servieren.

Quinoa-Salat mit Himbeeren und Hähnchen

P B O

Zubereitungszeit: ca. 30 Minuten

Eine Portion enthält:

594,5 kcal (2490 kJ)	40,4 g Kohlenhydrate
36,5 g Eiweiß	10 g Ballaststoffe
29,4 g Fett	

Zutaten für 2 Portionen

100 g bunte Quinoa
Salz
1 Bund Radieschen (ca. 150 g)
150 g Himbeeren
3 Zweige frische Minze
2 EL Olivenöl
3 EL Limetten- oder Zitronensaft
1 TL Senf
1 TL Honig
Salz, Pfeffer
200 g Hähnchenbrust
1 TL Kokosöl
2 Zweige Thymian
2 EL Mandeln (30 g)

Zubereitung

1 Quinoa in einem Sieb gut abspülen und in 250 ml Salzwasser ca. 15 Minuten garen. Radieschen und die Blätter waschen, putzen und in Scheiben schneiden.

2 Das Grün grob hacken. Die Himbeeren behutsam waschen und abtropfen lassen.

3 Die Minze waschen, trocknen, die Blätter abzupfen und in feine Streifen schneiden. Für das Dressing Olivenöl, Limetten-/Zitronensaft, Senf, Honig, Salz und Pfeffer verrühren.

4 Die Quinoa in eine Schüssel geben und mithilfe einer Gabel etwas auflockern. Radieschen, Blätter und Minze zugeben und das Dressing unterheben.

5 Die Hähnchenbrust abspülen und trocknen. In mundgerechte Stücke schneiden. Kokosöl in einer Pfanne erhitzen und die Hähnchenstreifen bei mittlerer Hitze ca. 7 Minuten goldbraun anbraten. Die Blättchen vom Thymian abzupfen und zum Hähnchen geben. Mit Salz und Pfeffer würzen.

6 Die Mandeln grob hacken. Die Quinoa auf zwei Tellern anrichten und das Hähnchen auf die beiden Teller verteilen. Mandeln und Himbeeren darüberstreuen und servieren.

Vietnamesischer Hähnchensalat

P

Zubereitungszeit: ca. 40 Minuten

Eine Portion enthält:

375,8 kcal (1572,8 kJ)
42,5 g Eiweiß
14,8 g Fett
14,9 g Kohlenhydrate
6 g Ballaststoffe

Zutaten für 4 Portionen

600 g Hähnchenbrust
1 l Gemüsebrühe
3 Möhren (ca. 300 g)
1 kleiner Kohlrabi
1 rote Chilischote
300 g Eisbergsalat
200 g Chinakohl
1 Bund Minze
1 Bund glatte Petersilie
3 EL Cashewkerne (50 g)
1 Bio-Limette
2 EL Walnussöl (alternativ Rapsöl)
Salz, Pfeffer

TIPP

Für eine fruchtige Note kannst du Mango oder Granatapfelkerne dazugeben. Auch lässt sich der Salat prima mit Reisbandnudeln ergänzen.

Zubereitung

1 Hähnchenbrust abspülen und trocken tupfen. Gemüsebrühe in einem Topf zum Kochen bringen und die Hähnchenbrust ca. 25 Minuten bei kleiner Hitze gar ziehen lassen.

2 Möhren schälen und mit dem Spar- oder Julienne-Schäler in lange dünne Streifen schneiden. Kohlrabi schälen und ebenfalls in dünne Streifen schneiden. Alternativ kannst du auch die Küchenmaschine nutzen und das Gemüse grob hobeln. Chili waschen, entkernen und fein hacken.

3 Eisbergsalat und Chinakohl waschen, trocken schleudern und in feine Streifen schneiden. Minze und Petersilie waschen, trocken schütten, die Blätter abzupfen und in Streifen schneiden. Gemüse und Kräuter in eine große Schüssel geben.

4 Hähnchenbrust aus der Brühe nehmen, abtropfen und etwas auskühlen lassen. In der Zwischenzeit die Cashewkerne in einer Pfanne ohne Fett kurz anrösten und danach hacken. Die Limette heiß abwaschen, trocknen, die Schale abreiben und auspressen.

5 Das Fleisch in feine Streifen schneiden und zum Salat geben. Limettensaft, Walnussöl und Cashewkerne zugeben und alles gut miteinander vermischen. Mit Salz und Pfeffer abschmecken und 5 Minuten ziehen lassen.

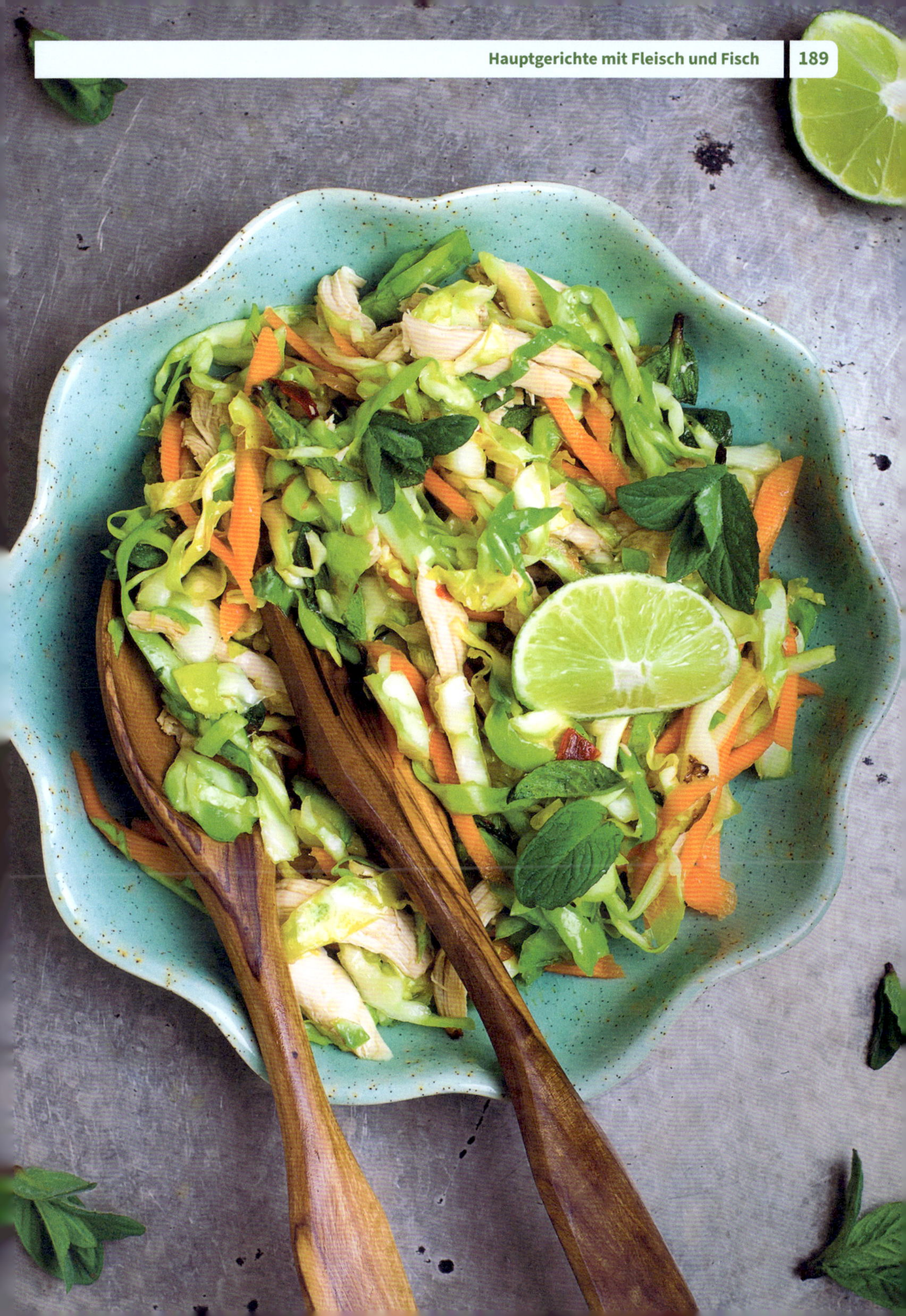

Curry-Zimt-Huhn

P

Zubereitungszeit: 30 Minuten

Eine Portion enthält:

748,5 kcal (3134 kJ)	61,6 g Kohlenhydrate
50,8 g Eiweiß	8,3 g Ballaststoffe
32,4 g Fett	

Zutaten für 4 Portionen

- 240 g parboiled Reis
- 600 g Hähnchenbrustfilet
- 1 TL Kokosöl
- 2 Möhren (ca. 200 g)
- 1 Zucchini (ca. 250 g)
- 1 rote Paprika
- 200 g Zuckerschoten
- 1 Knoblauchzehe
- 1 Bio-Orange
- 2 EL mildes Currypulver
- ½ TL gemahlener Zimt
- 1 TL Rohrohrzucker
- 400 ml Kokosmilch
- Salz, Pfeffer
- 2–3 Zweige frische Minze
- 4 EL Mandeln (60 g)

Zubereitung

1 Den Reis unter kaltem Wasser kurz abspülen, mit der doppelten Menge Wasser und einer Prise Salz in einen Topf geben. Bei geschlossenem Deckel und mittlerer Hitze ca. 20 Minuten gar kochen, bis das Wasser verdampft ist.

2 In der Zwischenzeit die Hähnchenbrust kalt abwaschen und mit Küchenkrepp trocken tupfen. Anschließend in mundgerechte Stücke schneiden.

3 Kokosöl in einer Pfanne erhitzen und das Hähnchen darin auf jeder Seite ca. 3–4 Minuten anbraten, bis es gar ist. Auf einen Teller geben und zur Seite stellen.

4 Möhren, Zucchini und Paprika waschen und in Würfel schneiden. Die Zuckerschoten schräg halbieren. Das Gemüse in der zuvor verwendeten Pfanne anbraten, die Knoblauchzehe schälen und durch eine Knoblauchpresse drücken. Unter regelmäßigem Wenden das Gemüse ca. 5 Minuten bei mittlerer Hitze dünsten.

5 In der Zwischenzeit die Orange halbieren und entsaften. Das Hähnchen zum Gemüse geben und Currypulver, Zimt und Rohrohrzucker zufügen. Mit Kokosmilch und Orangensaft ablöschen und noch einmal aufkochen. Ca. 3 Minuten köcheln lassen und mit Salz und Pfeffer abschmecken.

6 Minze waschen, trocken schütteln, die Blätter abzupfen und in feine Streifen schneiden. Den Reis in vier tiefen Tellern anrichten, das Curry-Zimt-Huhn zufügen und die Minze darüberstreuen.

Easy-peasy Fischcurry

P O

Zubereitungszeit: ca. 25 Minuten

Eine Portion enthält:

605,5 kcal (2535,3 kJ)	57 g Kohlenhydrate
35,2 g Eiweiß	5,5 g Ballaststoffe
24,6 g Fett	

Zutaten für 4 Portionen

240 g parboiled Reis mit Wildreis
400 g Seelachsfilet
200 g rohe geschälte Garnelen
1 Limette
Salz, Pfeffer
1 Stück Ingwer (ca. 2 cm)
3 Frühlingszwiebeln
1 TL Kokosöl
2 TL rote Thai-Curry-Paste (z. B. Alnatura)
1 TL Kurkumapulver
600 g Asia-Gemüse (TK, z. B. Frosta)
400 ml Kokosmilch
½ Bund Koriander
1 EL Sesam

Zubereitung

1 Den Reis unter kaltem Wasser kurz abspülen und mit der doppelten Menge Wasser und einer Prise Salz in einen Topf geben. Bei geschlossenem Deckel und mittlerer Hitze ca. 20 Minuten gar kochen, bis das Wasser verdampft ist.

2 Das Seelachsfilet waschen, trocken tupfen und in mundgerechte Stücke schneiden. Die Garnelen ebenfalls waschen und trocken tupfen. Den Fisch in einer Schüssel mit dem Saft einer halben Limette, Salz und Pfeffer würzen und gut durchmischen.

3 Den Ingwer putzen und in feine Würfel schneiden. Die Frühlingszwiebel putzen, waschen und schräg in dünne Ringe schneiden. Das Kokosöl in einer tiefen Pfanne erhitzen und den Ingwer und das Weiße der Frühlingszwiebeln darin anschwitzen.

4 Currypaste und Kurkuma zufügen und gut verrühren. Das TK-Gemüse zufügen und ca. 5 Minuten andünsten. Mit Kokosmilch ablöschen und aufkochen lassen. Fisch und Garnelen zufügen und ca. 5 Minuten bei mittlerer Hitze köcheln lassen. Das Grüne der Frühlingszwiebeln kurz vor Ende der Garzeit zufügen.

5 Koriander waschen, trocken schütteln und in feine Streifen schneiden. Das Curry mit Salz und Pfeffer abschmecken.

6 Das Curry auf vier Teller verteilen und den Reis dazugeben. Mit Koriander und Sesam bestreuen und den Saft der zweiten Limettenhälfte darübergeben.

DESSERTS UND KUCHEN

Möhrenmuffins

V

Zubereitungszeit: ca. 15 Minuten
Backzeit: ca. 20–25 Minuten

Eine Portion enthält:

144,25 kcal (604 kJ)
3,1 g Eiweiß
6,7 g Fett
16,9 g Kohlenhydrate
2,4 g Ballaststoffe

Zutaten für 8 Stück

2 Möhren (120 g)
1 EL Zitronensaft
80 g gemahlene Haferflocken (glutenfrei)
80 g Buchweizenmehl
½ Pck. Backpulver
1 TL Natron
½ TL Zimt
1 Prise Salz
30 g geschmolzenes Kokosöl
150 g Apfelmark
2 EL gehackte Walnüsse (30 g)

Zubereitung

1 Den Backofen auf 180 °C Ober-/Unterhitze vorheizen. Die Möhren schälen, mit einer Reibe fein reiben und mit dem Zitronensaft vermischen.

2 Alle trockenen Zutaten für den Teig in einer Schüssel mischen. Kokosöl und Apfelmark zugeben und mit dem Handrührgerät gut durchmischen. Zum Schluss die Walnüsse und Möhren unterheben und den Teig auf acht Muffinförmchen verteilen.

3 Die Muffins ca. 20–25 Minuten backen. Auf einem Kuchengitter auskühlen lassen.

TIPP

Lust auf Cupcakes? Stell mithilfe deines Mixers eine Creme aus Cashews her. Weiche dafür 80 g Cashews mindestens 1 Stunde ein und mische sie mit 2 EL Kokosflocken und 200 g Kokosmilch (mind. 65 %). Mixe alle Zutaten zu einer leckeren Creme und streiche sie auf die abgekühlten Muffins.

Limetten-Mohn-Kuchen mit Frischkäse-Frosting

V

Zubereitungszeit: ca. 20 Minuten
Backzeit: ca. 50–60 Minuten

Eine Portion enthält:

293,9 kcal (1230 kJ)
4,7 g Eiweiß
16,7 g Fett
29,4 g Kohlenhydrate
2,8 g Ballaststoffe

Zutaten für 1 Kastenform (12 Stück)

Kokosöl zum Einfetten
200 ml Haferdrink
2 Bio-Limetten
300 g Dinkelmehl (Type 1050)
1 Pck. Backpulver
1 TL Natron
1 Prise Salz
100 g Rohrohrzucker
120 g weiches Kokosöl
1 Pck. Bourbon-Vanillezucker
50 g Blaumohn
50 ml Mineralwasser

Frischkäse-Frosting

2 EL Rohrohrzucker
150 g veganer Frischkäse (z. B. Alnatura)
1 Bio-Limette
1 Msp. Vanillepulver

Zubereitung

1 Backofen auf 180 °C Ober-/Unterhitze vorheizen. Eine Kastenform (ca. 25 cm) mit etwas Kokosöl einfetten.

2 Limette abwaschen, trocknen und die Schale abreiben. Saft auspressen, zusammen mit dem Haferdrink in eine Schüssel geben und beiseitestellen.

3 Dinkelmehl, Backpulver, Natron und Salz in eine große Schüssel sieben, Zucker hinzufügen und alles miteinander vermischen. Kokosöl, Vanillezucker, Mohn, Milch und Mineralwasser hinzufügen und alles verrühren, bis ein glatter Teig entsteht.

4 Den Teig in die Backform und in den Backofen geben. Auf der mittleren Schiene 50–60 Minuten backen. Mit einem Holzstäbchen testen, ob der Kuchen durch ist.

5 Kuchen aus dem Backofen nehmen und ca. 30 Minuten auskühlen lassen. Vorsichtig aus der Form nehmen und auf einem Kuchengitter weiter auskühlen lassen.

6 Für das Frischkäse-Frosting den Rohrohrzucker in einen Mixer geben und fein zu Puderzucker mahlen. Den veganen Frischkäse und das Vanillepulver zufügen.

7 Limettenschale abreiben. Saft der Limette auspressen, in den Mixer geben und zu einer cremigen Masse mixen.

8 Frosting auf den Kuchen streichen und Limettenabrieb darüber verteilen.

Erdbeer-Rhabarber-Joghurt-Eis

V

Zubereitungszeit: ca. 25 Minuten
Kühlzeit: ca. 4 Stunden

Eine Portion enthält:

37,4 kcal (156,5 kJ)	5 g Kohlenhydrate
0,4 g Eiweiß	0,5 g Ballaststoffe
1,5 g Fett	

Zutaten für 12 Stück

250 g Erdbeeren
200 g Rhabarber
1 Pck. Bourbon-Vanillezucker
50 ml Apfelsaft
2 EL Ahornsirup oder Agavendicksaft
200 g Kokos-Joghurt
Außerdem
Eisförmchen mit Stiel oder Eiswürfelbehälter

Zubereitung

1 Erdbeeren und Rhabarber waschen, putzen und in grobe Stücke schneiden. Das Obst in einem Topf mit Vanillezucker mischen und 50 ml Apfelsaft zufügen. Alles zusammen aufkochen und ca. 10 Minuten weich köcheln.

2 Mit dem Pürierstab fein pürieren und Ahornsirup oder Agavendicksaft unterrühren. Das Erdbeer-Rhabarber-Kompott ca. 10 Minuten abkühlen lassen.

3 Den Kompott abwechselnd mit dem Joghurt in Eisförmchen schichten. Eisstiele in die Förmchen stecken. Alternativ kannst du auch Eiswürfelbehälter verwenden und kleines Eiskonfekt machen.

4 Das Eis mindestens 4 Stunden in den Gefrierschrank geben.

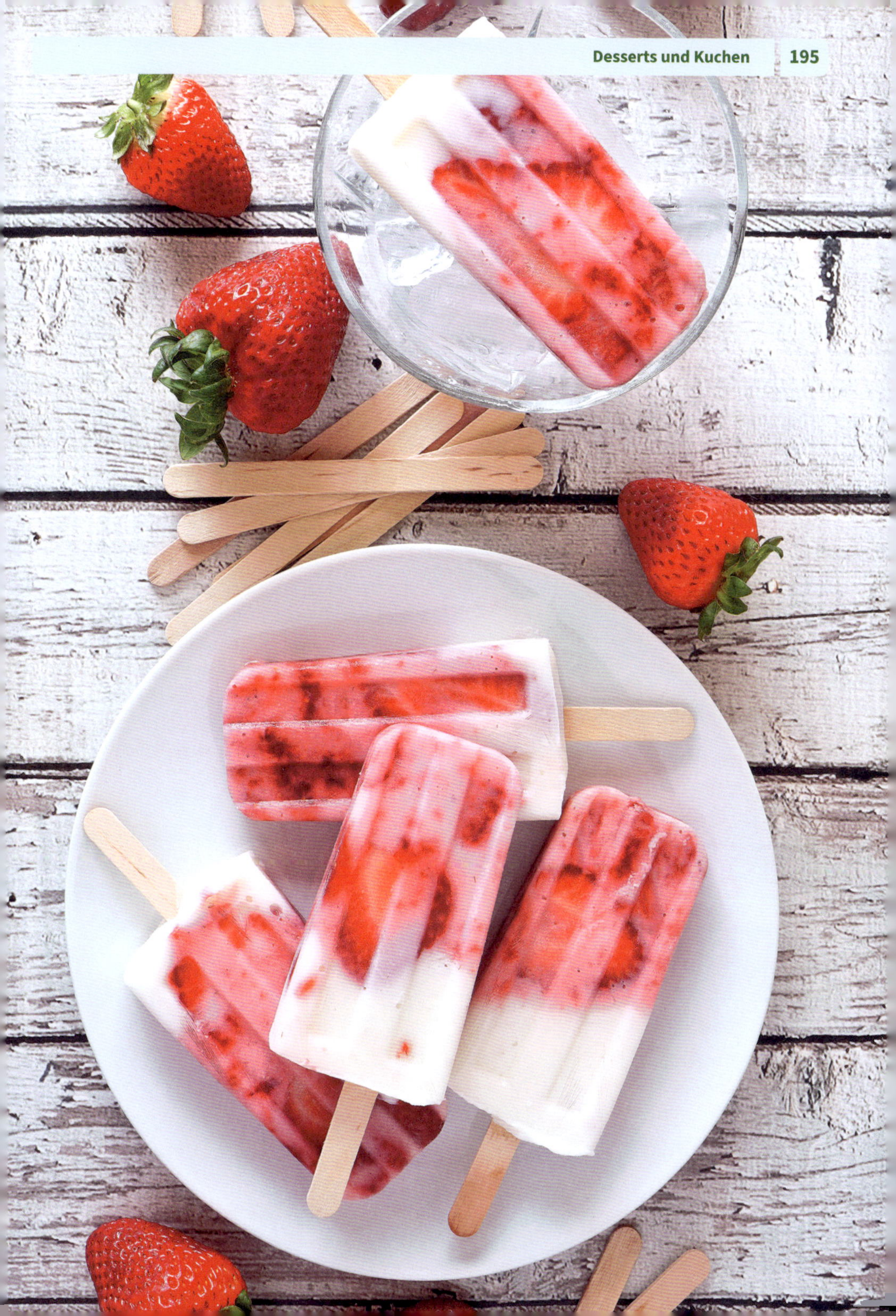

Limetten-Avocado-Eis

V

Vorbereitungszeit: ca. 1 Stunde
Zubereitungszeit: ca. 15 Minuten
Kühlzeit: ca. 4 Stunden

Eine Portion enthält:

173,6 kcal (726,9 kJ)
2,9 g Eiweiß
14,7 g Fett
7,6 g Kohlenhydrate
1,2 g Ballaststoffe

Zutaten für 12 Portionen

120 g Cashewkerne
1 große Avocado (250 g)
400 ml Kokosmilch (mind. 80 %)
3 EL Rohrohrzucker
1 Bio-Limette
100 ml Limettensaft (4–6 Limetten)

Außerdem

Eisförmchen mit Stiel oder Eiswürfelbehälter

Zubereitung

1 Cashewkerne in eine Schüssel geben und mit kochendem Wasser übergießen. Mindestens 1 Stunde einweichen lassen. Das Wasser abgießen und die Kerne in einen Mixer geben.

2 Avocado halbieren, den Kern entfernen und das Fruchtfleisch aus der Schale lösen. Die Limette heiß abwaschen, die Schale abreiben, auspressen. Avocado, Limettenabrieb und Limettensaft, Kokosmilch und Zucker zugeben und zu einer cremigen Masse pürieren.

3 Die Masse in Eisförmchen füllen und Eisstiele in die Förmchen stecken. Alternativ kannst du auch Eiswürfelbehälter verwenden und kleines Eiskonfekt machen.

4 Das Eis mindestens 4 Stunden in den Gefrierschrank geben.

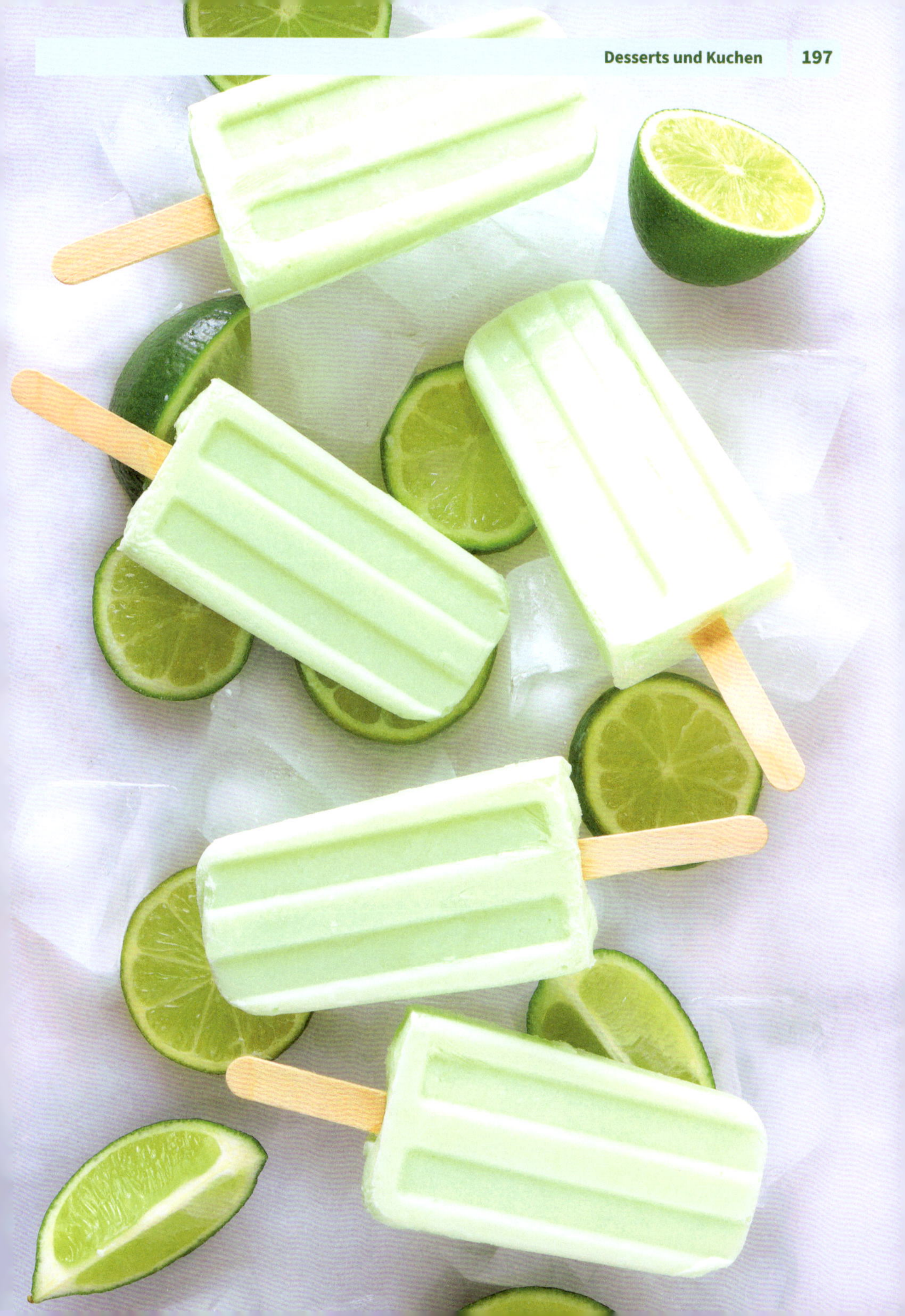

Zimtcreme mit Birnenkompott

P M

Zubereitungszeit: ca. 20 Minuten
1 Stunde Wartezeit

Eine Portion enthält:

272,3 kcal (1140,3 kJ)	32,6 g Kohlenhydrate
21,7 g Eiweiß	2,8 g Ballaststoffe
5,7 g Fett	

Zutaten für 4 Portionen

2 reife Birnen (ca. 300 g)
1 EL Ahornsirup
1 Pck. Bourbon-Vanillezucker
1 Zitrone
500 g Bio-Magerquark
200 g Bio-Joghurt griechischer Art (0,2 % Fett)
1 gehäufter EL Rohrohrzucker
1 TL Zimt
¼ TL Kardamompulver
60 g Haferkekse
1 EL gehackte Walnüsse

Zubereitung

1 Birnen schälen, entkernen und klein würfeln. Mit Ahornsirup, Vanillezucker, 2 EL Zitronensaft und 80 ml Wasser aufkochen. Zugedeckt ca. 5 Minuten bei mittlerer Hitze köcheln lassen. Vom Herd nehmen und 1 Stunde abkühlen lassen.

2 Quark, Joghurt, Zucker, Zimt und Kardamom miteinander verrühren. Haferkekse zerbröseln. Abwechselnd Creme, Birnen und Haferkrümel in vier Gläser schichten. Mit einer Cremeschicht abschließen, mit den gehackten Walnüssen bestreuen und servieren.

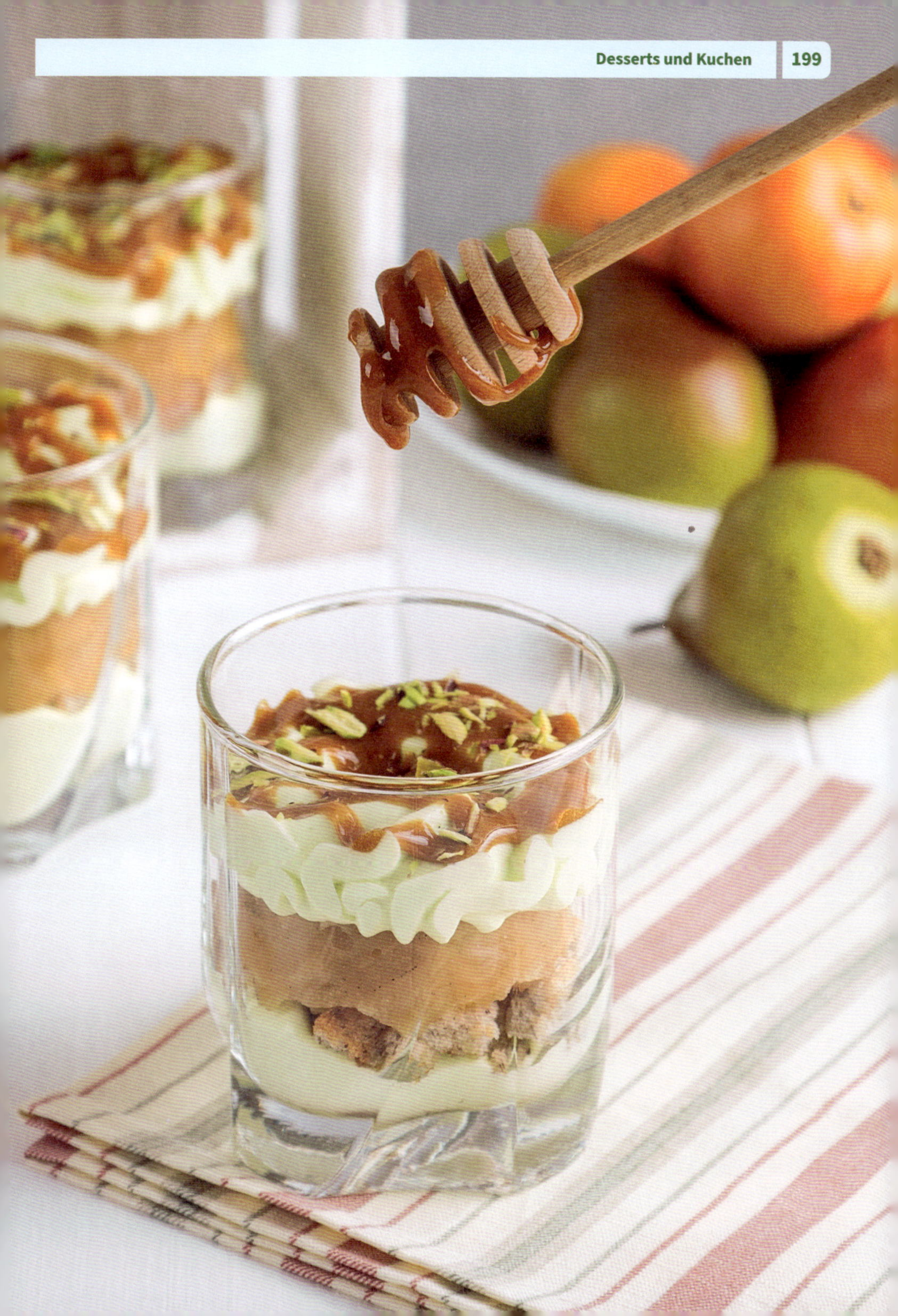

Vegane Schokomousse

V

Zubereitungszeit: ca. 25 Minuten
Kühlzeit: 2 Stunden

Eine Portion enthält:

138,2 kcal (578,7 kJ)
2,9 g Eiweiß
7,7 g Fett
12,3 g Kohlenhydrate
2,8 g Ballaststoffe

Zutaten für 2 Portionen

70 g Zartbitterschokolade (mind. 80 % Kakao)
240 ml Kichererbsenwasser (Aquafaba)
¼ TL Zitronensaft
1 TL Bourbon-Vanillezucker
½ EL Puderzucker
50 g Himbeeren
1 TL geraspelte Zartbitterschokolade

Zubereitung

1 Die Schokolade klein hacken und über einem Wasserbad schmelzen. Das Aquafaba mit Zitronensaft und Vanillezucker vermischen. Mit einem Handrührgerät zu einem festen Schnee aufschlagen (etwas Geduld mitbringen, es dauert ca. 5 Minuten). Nach und nach den Puderzucker untermischen.

2 Ein Drittel des Schnees zur Schokolade geben und vermischen. Den Rest des Aquafaba-Schnees zugeben und vorsichtig unterheben. Die Mousse in zwei Gläser füllen und mindestens 2 Stunden kühl stellen.

3 Mit Himbeeren und geraspelter Schokolade dekorieren und servieren.

TIPP

Aquafaba bekommst du im gut sortierten Supermarkt im Tetrapack oder du verwendest Kichererbsen aus der Dose und fängst die Flüssigkeit beim Abschütten auf. Du benötigst dafür ca. 2 Dosen (à 400 ml). Die Kichererbsen kannst du für den Rote-Bete-Hummus (siehe Seite 156) verwenden oder portionsweise einfrieren.

Pflaumen-Zimt-Crumble

V

Zubereitungszeit: ca. 10 Minuten
Backzeit: ca. 35 Minuten

Eine Portion enthält:

207,5 kcal (868,5 kJ)	25 g Kohlenhydrate
3,2 g Eiweiß	2,4 g Ballaststoffe
10 g Fett	

Zutaten für 4 Portionen

300 g Pflaumen
4 EL Rohrohrzucker
¼ TL Zimt
1 ½ EL gemahlene Mandeln (20 g)
50 g Dinkelvollkornmehl
1 Pck. Bourbon-Vanillezucker
2 EL flüssiges Kokosöl (30 g)

Zubereitung

1 Ofen auf 200 °C Ober-/Unterhitze vorheizen. Pflaumen waschen, halbieren und entkernen. Die Pflaumen in vier kleine Auflaufförmchen oder einer mittleren Auflaufform (ca. 20 x 20 cm) verteilen.
2 EL Zucker und Zimt mischen und darüberstreuen.

2 Für die Streusel die gemahlenen Mandeln in einer Rührschüssel mit den restlichen Zutaten, einer Prise Zimt und 2 EL Zucker mit den Händen zu Streuseln verkneten. Auf den Pflaumen verteilen.

3 Den Crumble ca. 35 Minuten goldbraun backen.

Heidelbeerquark

P

Zubereitungszeit: ca. 15 Minuten
Kühlzeit: ca. 1 Stunde

Eine Portion enthält:

199,5 kcal (834,8 kJ)	18 g Kohlenhydrate
17,4 g Eiweiß	5,8 g Ballaststoffe
5 g Fett	

Zutaten für 4 Portionen

400 g Heidelbeeren (frisch oder TK)
1 EL Honig
1 TL Bourbon-Vanillezucker
500 g Bio-Magerquark
2 EL Mandelblättchen

Zubereitung

1 300 g Heidelbeeren mit Honig und Vanillezucker pürieren. Den Quark unterheben, in vier Gläser füllen und ca. 1 Stunde im Kühlschrank kaltstellen.

2 Die restlichen 100 g Heidelbeeren waschen und halbieren. Mandelblättchen ohne Fett in der Pfanne anrösten. Beides auf die Creme geben und servieren.

TIPP

Der Heidelbeerquark eignet sich nicht nur als Dessert, sondern auch als proteinreiches Frühstück. Werte dieses noch mit ein paar gehackten Nüssen oder einer selbstgemachten Granola auf.

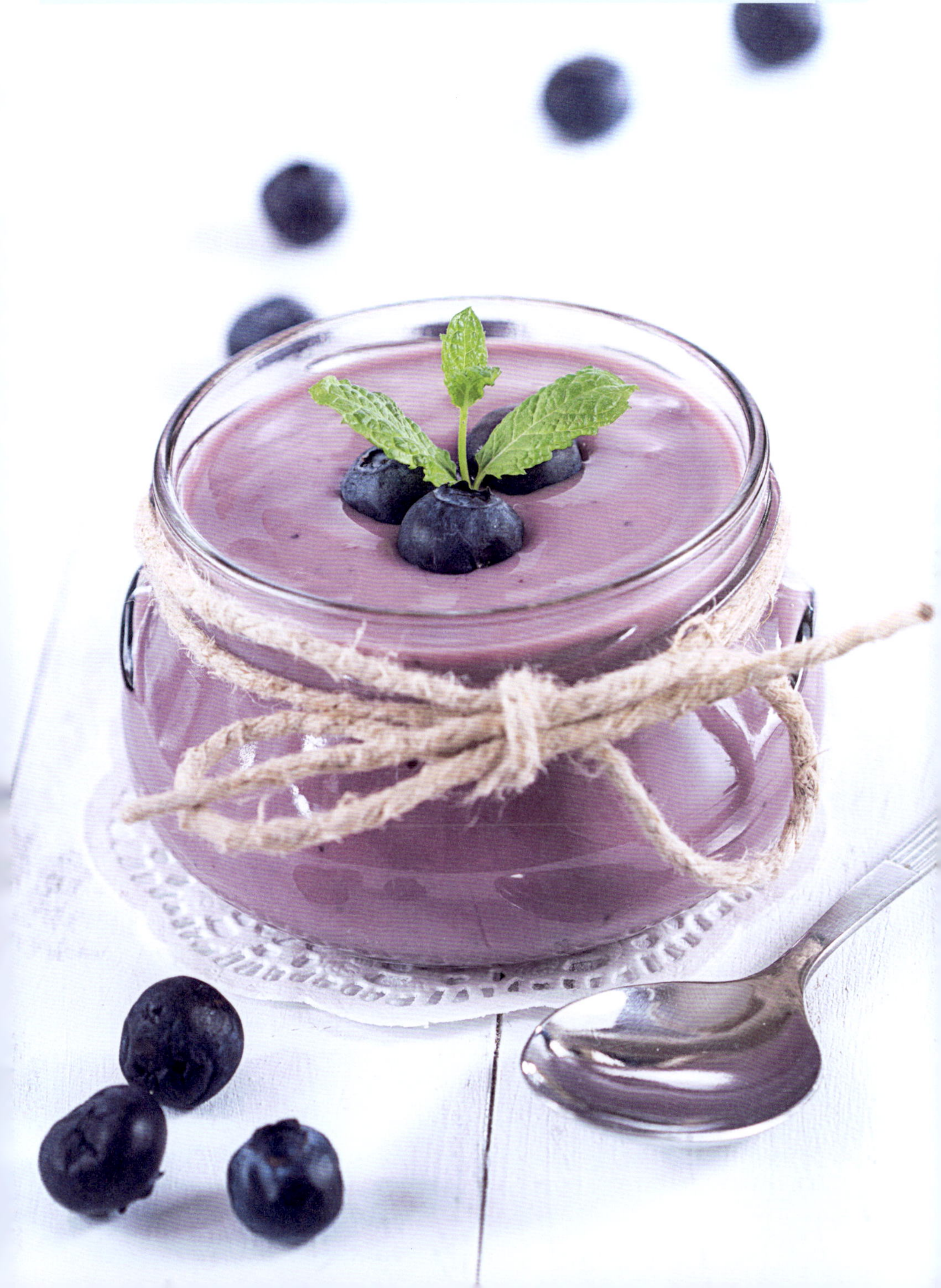

ANHANG

Lebensmitteltabellen

Fettsäurespektrum von pflanzlichen Ölen (g pro 100 g)

	GESÄTTIGTE FETTSÄUREN	EINFACH UNGESÄTTIGTE FETTSÄUREN	MEHRFACH UNGESÄTTIGTE FETTSÄUREN		OMEGA-6-ZU-OMEGA-3-VERHÄLTNIS	VITAMIN E (mg)
		Ölsäure (Omega-9)	Linolsäure (Omega-6)	Alpha-Linolensäure (Omega-3)		
Distelöl	7	68	75	0,5	150:1	44
Hanföl	11	12	56	22	1:3	0
Kürbiskernöl	16	27	49	0,5	98:1	3
Leinöl	10	18	14	53	1:4	5,8
Maiskeimöl	14	24	55,3	0,9	61:1	34
Olivenöl	15	70	8	0,9	9:1	12
Palmöl	45	38	10,1	0,5	20:1	9,4
Rapsöl	9	52	22	10	2:1	23
Sesamöl	13	41	43	0	–	0,3
Sojaöl	14	23	53	8	7:1	17
Sonnenblumenöl	11	24	63	0,2	315:1	63
Traubenkernöl	9,2	15,7	65,9	0,5	131:1	32
Walnussöl	11	15	56	12	4:1	3,2
Weizenkeimöl	16	16,6	56	8	7:1	174

Fettsäurespektrum von Nüssen, Ölsaaten und Ölfrüchten (g pro 100 g)

	GESÄTTIGTE FETTSÄUREN	EINFACH UNGESÄTTIGTE FETTSÄUREN	MEHRFACH UNGESÄTTIGTE FETTSÄUREN		OMEGA-6-ZU-OMEGA-3-VERHÄLTNIS	VITAMIN E (mg)
		Ölsäure (Omega-9)	Linolsäure (Omega-6)	Alpha-Linolensäure (Omega-3)		
Avocado	3	7	1,4	0,1	14:1	1,5
Cashewkerne	9	29	7,2	0,2	36:1	4
Chiasamen	3	2	6	20	1:3	29,1
Erdnüsse	9	22	14	0,5	28:1	11
Hanfsamen	5	5	20	8	2,5:1	0
Haselnüsse	5	46	8	0,1	80:1	26
Kokosfruchtfleisch	32	2	0,7	0	–	0,7
Kürbiskerne	9	17	19	0	–	4,1
Leinsamen	3,6	7	5	20	1:4	3
Macadamia	10,5	55,3	1,7	1	2:1	1,4
Mandeln	5	34	12	0	–	26
Marone (Esskastanie)	0,3	0,3	2	0,9	2:1	0,5
Oliven	2	10	1	0	–	1,9
Paranüsse	17	22	29	0	–	7,6
Pistazie	5	22	7,4	0,2	37:1	5,2
Sesam	8	21	19	0,7	27:1	0,2
Sonnenblumenkerne	3	7	28	0,1	280:1	32,7
Walnüsse	6	11	34	8	4:1	6
Pinienkerne	6,1	18,5	22,1	0,6	37:1	12,5
Pekannüsse	6,1	43,9	17,1	0,8	21:1	3

Gehalt von Linolsäure, Alpha-Linolensäure, Arachidonsäure und EPA in Lebensmitteln (pro 100 g)

LEBENSMITTEL	LINOLSÄURE (g)	ALPHA-LINOLENSÄURE (g)	ARACHIDONSÄURE (mg)	EPA (mg)
Bierschinken	0,9	0,1	50	0
Butter	1,2	0,4	110	0
Buttermilch	0	0	1	0
Butterschmalz (Ghee)	1,8	0,5	0,1	0
Corned Beef	0,3	0,1	60	10
Feta, Schafskäse	0,6	0,2	45	0
Forelle	0,2	0	30	140
Garnele	0,1	0	70	210
Gouda (45 % Fett in Tr.)	0,3	0,3	29	0
Hackfleisch gemischt	0,7	0,3	20	20
Hähnchen (Schenkel mit Haut)	2	0,1	330	0
Hering (Atlantik)	0,2	0,1	40	2040
Huhn (Brust mit Haut)	1,1	0,1	160	10
Hühnerei (Gesamtei)	1,7	0,1	70	0
Hühnereigelb	4,8	0,3	210	0
Joghurt (3,5 % Fett)	0,1	0,1	4	0
Joghurt (1,5 % Fett)	0	0	2	0
Joghurt (0,3 %)	0	0	0	0
Kabeljau	0	0	20	70
Kalbfleisch (Muskelfleisch)	0,2	0	50	0
Kuhmilch (1,5 % Fett)	0	0	2	0
Kuhmilch (3,5 % Fett)	0,1	0	4	0
Lachs	0,4	0,4	190	750

LEBENSMITTEL	LINOLSÄURE (g)	ALPHA-LINO-LENSÄURE (g)	ARACHIDON-SÄURE (mg)	EPA (mg)
Lachs (geräuchert)	0,9	0,3	60	890
Lammfleisch (Muskelfleisch)	0,1	0	10	0
Leberwurst	1,2	0,5	200	0
Magermilch	0	0	0	0
Makrele (geräuchert)	0,3	0,2	80	1020
Mozzarella	0,3	0,1	21	0
Puten- oder Hähnchenbrust geräuchert	0,2	0	50	10
saure Sahne (10 % Fett)	0,3	0,2	11	0
Schlagsahne (30 % Fett)	0,6	0,2	32	0
Schweineschmalz	9,1	1	1700	0
Speisequark, Magerstufe	0	0	0	0
Speisequark (20 % Fett in Tr.)	0,1	0	5	0
Speisequark (40 % Fett in Tr.)	0,2	0,1	11	0
Rindfleisch (Muskelfleisch)	0,1	0	20	0
Rindfleisch (Filet)	0,1	0	30	0
Rindfleisch (Hüfte)	0,1	0	20	0
Saibling	0	0	40	150
Schweinefleisch (Schnitzel)	0,2	0	40	30
Schweinefleisch (Hackfleisch)	1,2	0,1	30	20
Schweineleber	0,5	0	490	180
Schweineniere	0,5	0	350	140
Seelachs	0	0	10	100
Zander	0	0	20	80

Pflanzliche Eiweißquellen (Eiweißgehalt pro 100 g)

HÜLSENFRÜCHTE (FRISCHWARE)	
grüne Bohnen	2 g
Erbsen	7 g
Kichererbsen	8 g
Sojabohnen, Edamame*	11 g
Kidneybohnen	22 g
Linsen	24 g
HÜLSENFRÜCHTE (KONSERVE)	
grüne Bohnen	2 g
Erbsen	2 g
Kidneybohnen	4 g
Linsen	6 g
Kichererbsen	7 g
Sojabohnen*	8 g
weiße Bohnen	9 g
Erdnüsse	25 g
VERARBEITETE SOJAPRODUKTE	
Sojamilch*	3 g
Sojajoghurt*	4 g
Tofu*	16 g
GETREIDE (UNGEKOCHT)	
Reis	7 g
Buchweizen*	9 g
Amaranth	13 g
Haferflocken	13 g
Quinoa*	14 g

NÜSSE UND SAMEN	
Haselnüsse	12 g
Walnüsse	14 g
Paranüsse	14 g
Chiasamen*	16 g
Mandeln	19 g
Sonnenblumenkerne	22 g
Pinienkerne	24 g
Leinsamen –	24 g
Kürbiskerne	24 g
Hanfsamen*	37 g
GEMÜSE	
Tomate	1 g
Karotten	1 g
Aubergine	1 g
Zucchini	2 g
Blumenkohl	2 g
Süßkartoffeln	2 g
Kartoffeln	2 g
Pfifferlinge	2 g
Yamswurzel	2 g
Brokkoli	3 g
Champignons	3 g
Spinat	3 g
Spirulina*	57 g

* = vollständige Proteine

Quellen

1 https://www.dmsg.de/multiple-sklerose/was-ist-ms
2 Michael Friedmann (2022): Multiple Sklerose. Alternative Therapien aus der Naturmedizin. Trias, Stuttgart
3 https://flexikon.doccheck.com/de/Neuroinflammation
4 siehe Fn. 2
5 https://www.keimling.de/magazin-rezepte/wissenswertes/rohkost-richtungen/
6 https://www.dr-johanna-budwig.de/budwig-story/wer-war-dr-johanna-budwig/
7 https://pubmed.ncbi.nlm.nih.gov/27351487
8 Simone Koch (2021): Das 4-Wochen-Anti-Entzündungsprogramm. Immunsystem, Stoffwechsel und Hormone ins Gleichgewicht bringen. Stille Entzündungen stoppen. Trias, Stuttgart
9 Peter Niemann (2020): Die Antientzündungs-Strategie. Wie Sie gesund 100 Jahre alt werden. Trias, Stuttgart.
10 https://www.bmel.de/DE/themen/ernaehrung/gesunde-ernaehrung/nationale-verzehrs-studie-zusammenfassung.html
11 Leitlinie „Prävention und Therapie der Adipositas“ AWMF-Register Nr. 050-001, S. 17, https://adipositas-gesellschaft.de/ueber-adipositas/ursachen-von-adipositas/
12 Moore JB, Fielding BA (2016): Sugar and metabolic health: Is there still a debate? https://pubmed.ncbi.nlm.nih.gov/27152734/
13 https://www.aerztegesellschaft-heilfasten.de/wp-content/uploads/2013/10/FoKoMed_Leitlinien_Juni_2002.pdf
14 https://www.sciencedaily.com/releases/2016/05/160526151941.htm
15 https://trialsjournal.biomedcentral.com/articles/10.1186/s13063-019-3928-9
16 https://www.youtube.com/channel/UC9uoZY9YdUKHdHftFN4i5sg/videos
17 Michaela Axt-Gadermann: Schlau mit Darm. Glücklich und vital durch ein gesundes Darmhirn. Wie eine gesunde Darmflora und die richtige Ernährung uns schützen vor Stress, Erschöpfung und Depressionen. Südwest, München
18 https://www.darmflora-ratgeber.de/bauch-hirn.html
19 https://www.quarks.de/gesundheit/medizin/das-geheimnis-unseres-bauchgehirns/
20 https://www.darmflora-ratgeber.de/immunsystem-darm.html
21 https://www.infomedizin.de/krankheiten/leaky-gut-syndrom/
22 https://www.infomedizin.de/krankheiten/leaky-gut-syndrom/
23 https://www.deine-gesundheitswelt.de/balance-ernaehrung/ballaststoffe
24 Anne Iburg (2022): Ernährungsratgeber gesunde Fette, So setzen Sie die richtigen Fette und Öle gezielt bei Beschwerden und Erkrankungen ein. 66 Rezepte für die schnelle Küche. humboldt, Hannover
25 Olaf Adam und Silke Lichtenstein (2019): Die neuen Ernährungsrichtlinien bei Multipler Sklerose. Ein Leitfaden. DMV, Senden
26 Niko Rittenau (2020): Vegan-Klischee ade!; Bundeslebensmittelschlüssel des Max Rubner-Institut. Becker Joest Volk, Karlsruhe
27 https://www.uni-bonn.de/de/neues/042-2022; Chunder R, et. al. (2022): Antibody cross-reactivity between casein and myelin-associated glycoprotein results in central nervous system demyelination, https://pubmed.ncbi.nlm.nih.gov/35235454/
28 https://www.gesundheit.gv.at/leben/ernaehrung/richtige-ernaehrung/sekundaere-pflanzenstoffe-tabelle; Bernhard Watzl (2011): Fundort Pflanzenzelle. Einführung in Vorkommen, Eigenschaften und Wirkungsweise

sekundärer Pflanzenstoffe, https://www.openagrar.de/servlets/MCRFileNodeServlet/Document_derivate_00003406/S1653.pdf

29 https://www.dge.de/wissenschaft/faqs/vitamin-c/

30 Volker Schmiedel (42019): Nährstofftherapie. Orthomolekulare Medizin in Prävention, Diagnostik und Therapie. Thieme, Stuttgart

31 Ascherio A, et al. (2014): Vitamin D as an early predictor of multiple sclerosis activity and progression, https://pubmed.ncbi.nlm.nih.gov/24445558/

32 George Jelinek (2018): Multiple Sklerose überwinden. Das weltweit bewährte 7-Schritte-Programm für ein gesundes und aktives Leben. Narayana, Kandern

33 https://www.gesundheit.de/ernaehrung/lebensmittel/obst/apfel

34 https://www.gesundheit.gv.at/leben/ernaehrung/saisonkalender/alle/brokkoli.html

35 https://www.bzfe.de/lebensmittel/vom-acker-bis-zum-teller/tomaten/tomaten-gesund-essen/

36 https://www.fitforfun.de/gesunde-ernaehrung/12-lebensmittel-die-reich-an-antioxidantien-sind-437862.html

37 https://www.bzfe.de/lebensmittel/vom-acker-bis-zum-teller/zitrusfruechte/zitrusfruechte-gesund-essen/

38 https://www.gesundheit.gv.at/leben/ernaehrung/saisonkalender/alle/karotten.html

39 https://www.gesundheit.de/ernaehrung/lebensmittel/gemuese/zwiebeln-und-knoblauch

40 https://eatsmarter.de/blogs/live-smarter/entzuendungshemmende-lebensmittel

41 https://eatsmarter.de/lexikon/warenkunde/obst/kirschen

42 https://www.gesundheit.de/ernaehrung/lebensmittel/suesses/schokolade-gesund-oder-ungesund

43 siehe Fn. 30

44 Duscha, A, et al. (2020): Propionic acid shapes the multiple sclerosis disease course by an immunomodulatory mechanism, https://www.sciencedirect.com/science/article/pii/S0092867420302129

45 https://www.bzfe.de/nachhaltiger-konsum/orientierung-beim-einkauf/regional-einkaufen/

46 https://www.ewg.org/foodnews/dirty-dozen.php

47 https://www.ewg.org/foodnews/clean-fifteen.php

48 https://www.bund.net/massentierhaltung/haltungskennzeichnung/bio-siegel/

49 https://praxistipps.focus.de/obst-und-gemuese-mit-natron-waschen-so-gehts_140781

50 Lebensmittelverband Deutschland e.V., https://www.lebensmittelverband.de/download/lebensmittelkennzeichnung-verstehen

51 https://www.lebensmittelklarheit.de/informationen/zucker-hat-viele-namen

52 Anne Wanitschek und Sebastian Vigl (2021): Gesund mit Microgreens. Heilsame Pflanzenkraft anbauen, genießen und richtig anwenden. Wie Sprossen, Keimlinge und Microgreens zu Heilmitteln werden. humboldt, Hannover

53 https://www.fairment.de/wissen/fermentieren-was-ist-das/

Weiterführende Literatur

Bücher

Julia Bierenfeld (2021): Antientzündliche Ernährung leicht gemacht. jb health concepts, Solms

Otto Buchinger (252013): Das Heilfasten und seine Hilfsmethoden als biologischer Weg. Thieme, Stuttgart

Silvia Bürkle (2019): Heimliche Entzündungen: Mit der richtigen Ernährung sanft vorbeugen und Beschwerden lindern. Goldmann, München

Karsten Krüger (22018): Der stille Feind in meinem Körper. Wie chronische Entzündungen uns krank machen und was wir dagegen tun können. Scorpio, München

Dieter Pöhlau, Gudrun Werner (2009): Gesund essen bei Multipler Sklerose. Wie die richtigen Fettsäuren die Krankheit positiv beeinflussen. Trias, Stuttgart

Rainer Stange, Claus Leitzmann (22017): Ernährung und Fasten als Therapie. Springer, Berlin

Wissenschaftliche Studien

Adam O, et al. (2003): Antiinflammatory effects of a low arachidonic acid diet and fish oil in patients with rheumatoid arthritis, https://pubmed.ncbi.nlm.nih.gov/12548439/

Bock M, et al. (2020): Ketogenic diet and fasting diet as nutritional approaches in Multiple Sclerosis (NAMS): Protocol of a randomized controlled study, https://pubmed.ncbi.nlm.nih.gov/31898518/

de Cabo R, Mattson MP (2019): Effects of intermittent fasting on health, aging, and disease, https://pubmed.ncbi.nlm.nih.gov/31881139/

Esposito M, et al. (2018): The role of diet in multiple sclerosis. A review, https://pubmed.ncbi.nlm.nih.gov/28338444/

Farinotti M, et. al. (2012): Dietary interventions for multiple sclerosis, https://pubmed.ncbi.nlm.nih.gov/23235605/

Fontana L, et al. (2010): Extending healthy life span-from yeast to humans, https://pubmed.ncbi.nlm.nih.gov/20395504/

Ghanim H, et al. (2010): Orange juice neutralizes the proinflammatory effect of a high-fat, high-car-bohydrate meal and prevents endotoxin increase and Toll-like receptor expression, https://pubmed.ncbi.nlm.nih.gov/20200256/

Lavin DN, et al. (2011): Fasting induces an anti-inflammatory effect on the neuroimmune system which a high-fat diet prevents, https://www.ncbi.nlm.nih.gov/pmc/articles/PMC3695639/

Longo VD, Mattson MP (2014): Fasting: molecular mechanisms and clinical applications, https://pubmed.ncbi.nlm.nih.gov/24440038/

Zoledziewska M (2019): The gut microbiota perspective for interventions in MS, https://pubmed.ncbi.nlm.nih.gov/31176875/

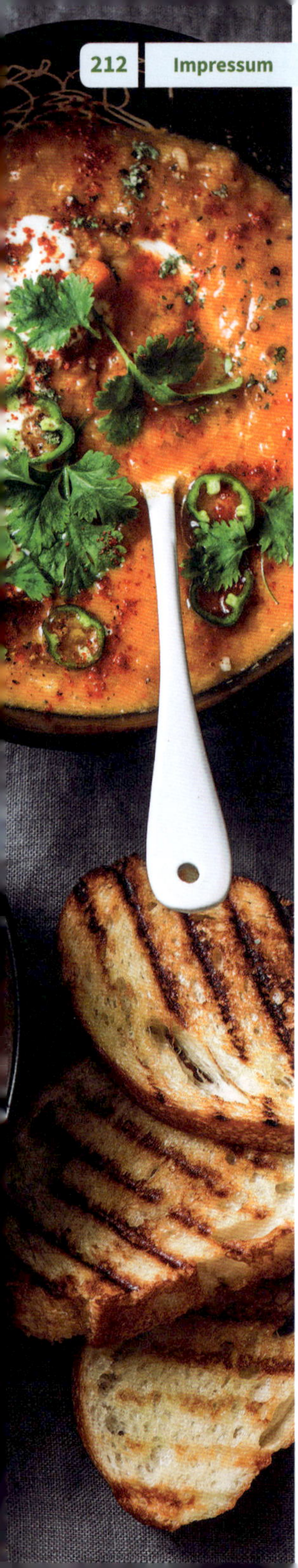

Bibliografische Information der Deutschen Nationalbibliothek
Die Deutsche Nationalbibliothek verzeichnet diese Publikation in der deutschen Nationalbibliografie; detaillierte bibliografische Daten sind im Internet über http://dnb.ddb.de/ abrufbar.

ISBN 978-3-8426-3133-5 (Print)
ISBN 978-3-8426-3134-2 (PDF)
ISBN 978-3-8426-3135-9 (EPUB)

Fotos:
Titelmotiv: stock.adobe.com / Anna
Stock.adobe.com: naltik: 1; vaaseenaa: 2/3; Vladislav Chusov: 4; Maksymiv Iurii: 6/7; blueringmedia:9; Ne Mariya: 14; Elena Pimukova: 19; sewcream: 30/31; pikovit: 34; designua: 39; colnihko: 44/45; ronedya: 60/61; Kondratova Ekaterina: 80/81; RAM: 94; azurita: 103; wsf-f: 114; Olga Zarytska: 116/117; Anne DEL SOCORRO: 119; noirchocolate: 121; anna_shepulova: 123; vaaseenaa: 127; Maria: 129; Alexandr Milodan: 131; larionovao: 133; exclusive-design: 135; Katik2020: 137; Pia: 141; A_Lein: 143; casanisa: 147; irina: 149; vaaseenaa: 155; Anna: 157; Nata Bene: 161; okkijan2010: 163; Noemi: 165; Alfred Nesswetha: 171; Nata Bene: 173; Vladislav Chusov: 175; grinchh: 181; Mikhailov Studio: 185; zoryanchik: 189; Jenifoto: 195, 197; noirchocolate: 199; Eddie: 203; okkijan2010: 212
123rf.com: Elena Elisseeva: 57
Dagmar Spill: 5

2. Auflage

Die Ratgebermarke der Schlütersche Fachmedien GmbH
Hans-Böckler-Allee 7, 30173 Hannover
www.humboldt.de
www.schluetersche.de

Lektorat: Linda Strehl, wort & tat, München
Layout: Groothuis, Lohfert, Consorten, Hamburg
Covergestaltung: Die Feder · Werbeagentur GmbH, Wetzlar
Satz: Die Feder · Werbeagentur GmbH, Wetzlar
Druck und Bindung: Gutenberg Beuys Feindruckerei GmbH, Langenhagen

Gedruckt mit mineralölfrei hergestellten Druckfarben und Strom aus erneuerbaren Energien. Die eingesetzten Klebe- und Bindestoffe entsprechen den derzeitigen Umweltstandards, die vom RAL Institut für Gütesicherung und Kennzeichnung geprüft wurden. Die Druckplattenentwicklung erfolgte mit reduziertem Einsatz von Chemikalien.